华西口腔医院医疗诊疗与操作常规系列丛书

牙体牙髓科诊疗与操作常规

主 编 周学东 李继遥

副 主 编 叶 玲 黄定明

编 者（以姓氏笔画为序）

万 冕	万呼春	王人可	王诗达	王浩浩	尹 伟
叶 玲	任 彪	任 智	孙建勋	苏 勤	杜 玮
李 文	李 彩	李继遥	杨 静	杨锦波	吴红崑
何利邦	何金枝	邹 玲	汪成林	宋东哲	张 平
张 岚	张 敏	张凌琳	陈 娇	陈新梅	周学东
周雅川	郑 欣	郑广宁	郑庆华	郝玉庆	柳 茜
袁 鹤	徐 欣	高 波	高 原	唐 蓓	黄定明
梁坤能	彭 显	彭 栗	程 磊	樊 怡	薛 晶

主编助理 何利邦

人民卫生出版社

图书在版编目（CIP）数据

牙体牙髓科诊疗与操作常规 / 周学东，李继遥主编
. —北京：人民卫生出版社，2018
（华西口腔医院医疗诊疗与操作常规系列丛书）
ISBN 978-7-117-27643-6

Ⅰ.①牙… Ⅱ.①周…②李… Ⅲ.①牙髓病 – 诊疗
– 技术操作规程 Ⅳ.①R781.3-65

中国版本图书馆 CIP 数据核字（2018）第 239955 号

人卫智网	www.ipmph.com	医学教育、学术、考试、健康，
		购书智慧智能综合服务平台
人卫官网	www.pmph.com	人卫官方资讯发布平台

牙体牙髓科诊疗与操作常规

主　　编　周学东　李继遥
出版发行　人民卫生出版社（中继线 010-59780011）
地　　址　北京市朝阳区潘家园南里 19 号
邮　　编　100021
E - mail：pmph @ pmph.com
购书热线：010-59787592　010-59787584　010-65264830
印　　刷　北京铭成印刷有限公司
经　　销　新华书店
开　　本：710×1000　1/16　印张:14
字　　数：237 千字
版　　次：2018 年 11 月第 1 版　2020 年 11 月第 1 版第 4 次印刷
标准书号：ISBN 978-7-117-27643-6
定　　价：50.00 元

打击盗版举报电话:010-59787491　E-mail:WQ @ pmph.com
（凡属印装质量问题请与本社市场营销中心联系退换）

总序

四川大学华西口腔医院始建于 1907 年,是中国第一个口腔专科医院。作为中国现代口腔医学的发源地,华西口腔为中国口腔医学的发展作出了杰出贡献,培养了一大批口腔医学大师巨匠、精英栋梁和实用人才。

百余年来,四川大学华西口腔医院坚持医疗立院、人才兴院、学术强院的发展思路,在临床诊疗、人才培养、科学研究、文化传承中不断创新发展,形成了华西特色的口腔临床诊疗规范和人才培养模式,具有科学性、指导性,易于基层推广。在多年的医疗工作、临床教学、对外交流、对口支援、精准帮扶工作中,深深地感到各层次的口腔医疗机构、口腔医务工作者、口腔医学生、口腔医学研究生、口腔规培医师,以及口腔医疗管理人员等迫切需要规范性和指导性的临床诊疗书籍。为此,四川大学华西口腔医院组成专家团队,集全院之力,精心准备,认真撰写,完成了这套诊疗与操作常规系列丛书。

《华西口腔医院医疗诊疗与操作常规》系列丛书共分 17 册,包括口腔医学所有临床学科专业。本系列丛书特点:①理论结合实际,既包括基础知识,又有现代高新技术;内容编排更贴近临床应用,深入浅出的理论分析,清晰的工作流程,明确的操作步骤;②体系完整,各分册既独立成书,又交叉协同,对临床上开展多学科会诊、多专业联动也有较强的指导性;③内容周详,重点突出,文笔流畅,既能作为教材系统学习,又能作为工具书查阅,还能作为临床管理工具运用,具有非常强的可阅读性和可操作性。

衷心感谢主编团队以及参与本系列丛书撰写的所有同仁们！感谢人民卫生出版社在出版方面给予的大力支持！感谢所有的读者！

谨以此书献给四川大学华西口腔医院 111 周年华诞！

《华西口腔医院医疗诊疗与操作常规》总主编

2018 年 9 月于华西坝

前言

牙体牙髓病是口腔科临床最常见的疾病，主要包括龋病、牙体硬组织非龋性疾病、牙髓及根尖周病等，具有发病率高、治疗率低、慢性易忽视等特点，严重危害人类口腔及全身健康。

《牙体牙髓科诊疗与操作常规》一书共分10章，以牙体牙髓疾病临床诊治为主线，内容包括常见疾病与临床表现、常用检查诊断技术和常用治疗技术，以及治疗难度评估标准。本书单独列出了"牙源性病灶与全身疾病"章节，以强调牙源性病灶在全身疾病发生发展中的重要作用。首次将牙体牙髓病治疗难度评估标准写入本书，强调在牙体牙髓病临床诊疗过程中，系统评估患者的全身状况、口腔条件和患牙情况，对制订治疗方案、选择最佳治疗技术、增加医患沟通、获得治疗效果等具有重要意义。此外，还补充了如器械分离处理技术、髓腔穿孔修补技术、意向性牙再植术等难度较大的临床治疗技术，以及残障人士口腔治疗，为临床工作提供更多的借鉴。

本书编写紧贴临床、言简意赅、讲解明晰、重点突出、方便查阅，可作为口腔医师临床实用参考书，也可供口腔医学院校师生学习参考。

本书由四川大学华西口腔医院牙体牙髓病科医师团队，以及口腔疾病研究国家重点实验室科研人员合作完成，在此感谢团队的精诚合作和无私奉献！期间编写团队虽不辞辛劳，反复讨论校对，仍难免有不足之处，本书只能反映目前成熟常规的治疗方法和技术，随着学科的发展，仍需不断充实和完善。

周学东　李继遥

2018 年 9 月于华西

目录

第一章

常 见 症 状

症状（symptom）是患者主观感受到的异常不适及某些客观的病态改变。其表现有多种形式，大致可分为主观症状和客观症状，两者可同时或独立存在。症状是诊断、鉴别诊断的重要线索，是病情严重程度的重要指标及治疗计划制订的重要依据，系统性把握各种症状对口腔临床工作意义重大。本部分以牙体牙髓科常见八大症状为代表，将症状学（symptomatology）的基本原理引入牙体牙髓疾病的诊疗常规，详细阐述了这些症状的可能病因、诊断要点、治疗原则及诊疗流程，为口腔临床工作提供参考。

一、牙齿疼痛

【概述】

牙齿疼痛（dental pain）是指各种原因引起的表现在牙齿上的疼痛，是牙体牙髓科患者就诊的主要原因。该症状是牙体疾病、牙髓病、根尖周疾病的主要临床表现，同时也可能是其他口腔疾病乃至全身系统性疾病在口腔中的反应，因而需进行严格的鉴别诊断以做出合理的治疗方案。

（一）牙源性牙齿疼痛

牙源性牙齿疼痛指由牙体、牙髓、根尖周及牙周组织病变诱发的疼痛，常见病因包括：

1. 牙体疾病　龋病、磨损、楔状缺损、畸形中央尖、畸形舌侧窝、釉质发育不全、牙隐裂、牙外伤、充填体折断或脱落、牙颈部暴露等。

2. 牙髓疾病　急性牙髓炎、慢性牙髓炎、逆行性牙髓炎、残髓炎、髓腔钙化、髓石、内吸收等。

3. 根尖周组织疾病　急性根尖周炎、慢性根尖周炎、根裂等。

4. 牙周组织疾病　冠周炎、牙周炎、龈炎、牙间乳头炎等。

（二）非牙源性牙齿疼痛

非牙源性牙齿疼痛是指其他组织器官疾病所导致的牙齿疼痛,常见病因包括:

1. 邻近器官病变　上颌窦病变(上颌窦炎、上颌窦癌)、耳部疾患(急性中耳炎、外耳道耵聍栓塞、外耳道疖肿及炎症、急性鼓膜炎)、涎石症(如下颌下腺结石)。

2. 神经病变　最常见的是三叉神经痛。此外,颞下窝肿物可压迫三叉神经第三支、翼腭窝肿物可压迫蝶腭神经节致使它们支配区域的牙齿疼痛,这种情况尤其容易在肿块早期出现。

3. 全身性疾病　病原微生物感染(如疟疾、黑热病、登革热、伤寒、流感)、充血(如乘坐飞机、月经期、妊娠期、更年期、子宫或卵巢摘除后、慢性子宫疾患、月经异常)、心血管系统疾病(动脉硬化、心绞痛、心脏功能亢进或减退)、内分泌疾病(钙代谢相关性疾病、糖尿病),其他如神经官能症、癔症及硬皮症等。

（三）医源性牙齿疼痛

这类牙齿疼痛通常发生于拔牙术后、牙体治疗术后、外科手术后、正畸加力后等。

1. 拔牙术后牙齿疼痛　常见的原因包括:阻生牙损伤邻牙、患牙未拔除、拔牙时损伤牙槽嵴。

2. 牙体治疗术后牙齿疼痛　常见的原因包括:意外穿髓、邻近牙的病变未处理、置失活剂、根管治疗术伤及根尖周组织、根管内感染物超出根尖孔。

3. 其他外科手术后牙齿疼痛　鼻腔手术后出现的上颌后牙区疼痛;胃次全切除后出现全口牙齿激发性痛;颌面部放疗患者全口牙也可有明显的疼痛。

【诊断要点】

（一）病史

1. 疼痛的性质

(1) 自发痛:根据程度轻重可细分为锐痛和钝痛。锐痛常见于急性牙髓炎、慢性牙髓炎急性发作、急性根尖周炎、牙周脓肿、急性牙周炎、急性龈乳头炎、冠周炎、急性上颌窦炎、三叉神经痛和干槽症;钝痛常见于慢性牙髓炎、慢性根尖周炎、牙周炎、冠周炎等。

(2) 激发痛:指由冷、热、酸、甜、机械刺激等引起的疼痛。常见于龋病、磨损、楔状缺损、牙隐裂、牙外伤、充填体折断或脱落、牙颈部暴露,也可见于可复性牙髓炎、急性牙髓炎、慢性牙髓炎等。

(3) 咬合痛:常见于牙外伤、急性根尖周炎、慢性根尖周炎、急性牙周脓肿、牙隐裂和根裂等。

2. 疼痛的部位 根尖周炎的疼痛比较局限,患者能明确指出患牙部位;急性牙髓炎疼痛常呈放射性无法定位;由附近器官或其他牙齿诱发的疼痛,常伴有相应部位的疼痛症状。

3. 疼痛的时间 三叉神经痛多在白天发作,牙髓炎的疼痛则通常是夜间加剧,牙本质过敏症、龋病多为刺激时发生疼痛。

4. 疼痛的发展 疼痛是怎样产生的、是初发还是再发、是逐渐加重还是减轻、曾做过哪些治疗、疗效如何、有无并发症,均是临床医师需要询问以协助诊断的重要问题。

5. 临床检查要点 应遵循"牙体—牙髓—根尖周—牙周—其他"的顺序进行检查。通过视诊、探诊,必要时辅助染色与放大查找牙体的损坏;对牙髓进行诊断性试验包括牙髓温度测试和牙髓电测试;通过视诊、叩诊、松动度检查、牙周袋探诊、咬诊、扪诊、拍摄根尖 X 线片等进行根尖周及牙周组织健康状态检查。

(二) 临床表现

1. 牙体疾病

(1) 深龋:食物嵌入、冷、热、酸、甜、化学刺激时会产生较为剧烈的疼痛。一旦刺激去除,疼痛会立即消失或持续小段时间后消失。

(2) 牙隐裂:表浅的牙隐裂常无明显的症状;较深者遇冷热刺激敏感或有咬合不适感;近髓者会出现定点性咀嚼剧痛。将棉签置于隐裂牙的牙尖上,嘱患者咬合可出现短暂的撕裂样痛。

(3) 楔状缺损:开始是牙本质过敏症状,随着牙体缺损程度的增大,可能会出现牙髓炎和根尖周炎症状。临床检查时可在牙颈部发现典型病变。

(4) 磨损:牙本质暴露会引起牙本质过敏症,冷、热、酸、甜、机械刺激可引起酸痛,敏感程度因人而异。

2. 牙髓疾病

(1) 可复性牙髓炎:当受到冷、热、酸、甜刺激时立即出现疼痛反应,但去除刺激后症状立即消失。检查时通常有引起牙髓病变的牙体损害或其他病因,无穿髓孔,牙髓电测试时牙髓反应与正常牙相同或稍高。

(2) 急性牙髓炎:检查时可发现引起牙髓病变的牙体损害或其他病因,龋源性者尤为显著。急性牙髓炎的主要临床表现是剧烈疼痛,表现为自发痛、阵发痛、温度刺激可加重、放射痛、夜间痛、化脓期出现"热痛冷缓解"。

(3) 慢性牙髓炎:有引起牙髓病变的牙体损害或其他病因,一般没有剧烈的自发痛,但可有长期冷、热刺激痛病史。疼痛有时呈不明显的阵发性,有时呈轻微钝痛,温度变化可产生疼痛且持续时间较长,发展到晚期可有叩痛。检查时可见穿髓孔、探针刺入可有疼痛;牙髓温度测试以及叩诊反应可帮助定位患牙,诊断要点在于有无自发痛史和牙髓温度测试所产生的疼痛是否持续。

(4) 逆行性牙髓炎:有深达根尖或接近根尖的牙周袋,牙体未查及引发牙髓病变的疾病。可表现为自发痛、阵发痛、冷热刺激痛、放散痛、夜间痛等急性牙髓炎的症状,也可为慢性牙髓炎的症状。所以在诊断时必须有不可复性牙髓炎的症状,且必须有深达根尖或接近根尖的牙周袋。根尖 X 线片检查有助于诊断。

(5) 残髓炎:患牙曾做过牙髓治疗,现有自发痛、温度刺激痛、咬合痛,可怀疑为残髓炎。

(6) 牙髓钙化:一般情况下牙髓钙化没有自觉症状,极少数病例可出现剧烈的自发痛,并放射到头面部,但无扳机点及神经痛史。有时表现为急性牙髓炎,但与温度刺激无关。根尖 X 线片检查有助于诊断。

3. 根尖周疾病

(1) 急性根尖周炎:患者能明确指出患牙。初期患者自觉患牙根部不适、发胀、轻度钝痛,患牙有早接触感,轻轻咬紧牙齿反感舒适。当病变发展,牙齿可出现自发性、持续性疼痛,浮出感明显,此时再咬紧患牙不但不能缓解疼痛,反而因增加根部压力而加重疼痛使患者不敢咬合。

(2) 急性根尖周脓肿:表现为剧烈的持续性跳痛、牙齿松动浮起感明显,轻叩时即有剧痛。患者不敢咬合,甚至唇舌触动患牙时,也会产生疼痛。牙龈出现红肿、压痛、所属淋巴结肿大,还可以出现全身症状如乏力、发热、白细胞升高等。

(3) 慢性根尖周炎:疼痛不剧烈,偶有持续性钝痛,冷热化学刺激不能导致疼痛加重,咀嚼时可能引起不适。

4. 牙周疾病

(1) 龈乳头炎:龈乳头炎也可以出现剧烈的自发性疼痛,但疼痛性质为持续性胀痛,患者对疼痛可以定位,对温度测试反应敏感。检查时可见患牙龈乳头充血、水肿、触痛极为明显。患处两邻牙间可见食物嵌塞或有嵌塞史。一般不能查及可引起牙髓炎的病灶。

(2) 急性牙周脓肿:早期疼痛剧烈,可有搏动性疼痛、患牙有"浮起感";后期肿胀表面较软,疼痛稍减轻。检查可见深牙周袋,一般牙齿无龋坏、牙髓活力正常、牙齿松动、X 线片检查可见牙槽嵴破坏。

(3) 智齿冠周炎:局限于第三磨牙的红肿,可有咀嚼和吞咽困难、张口受限、咬合不适、下颌淋巴结肿大、体温升高、叩痛明显,冠周脓肿时有波动感。

(4) 干槽症:有拔牙史,一般发生于拔牙后 2~3 天。拔牙窝内有腐败血块、恶臭、灰白色假膜覆盖,邻牙可有轻微叩痛。

5. 牙外伤 牙挫伤时患牙有伸长感,有叩痛,早期牙髓活力无反应,后期转归情况不一。牙折患者有外伤史,临床检查可见牙体组织缺损,甚至牙髓组织暴露。

6. 邻近组织病变 上颌窦炎最为常见,多为钝痛,疼痛可放射到头面部,前磨牙和磨牙区域可出现叩痛,温度测试可敏感,但不出现疼痛。上颌窦炎时有流涕、鼻塞的感冒症状,上颌窦前壁有压痛。

7. 神经非器质性病 三叉神经痛的患者往往是指明某一具体牙疼痛,如果该牙无明显病变时,则应仔细检查并慎重处理。三叉神经痛白天发作频繁,夜间发作少。其疼痛发作时一般有"扳机点",温度改变不引起疼痛。

8. 全身系统性疾病 口腔疾病和全身各组织系统均有着密切联系,在检查时必须要有整体观念。进行口腔检查的同时也要注意全身状况,一般着重牙齿、牙周、颌面部,必要时做全身检查或请内科医师会诊,不能贸然行事,避免误诊、误治。

【治疗原则与方案】

1. 积极明确诊断,对因治疗。

2. 牙源性牙齿疼痛的治疗主要包括牙体、牙髓、根尖周及牙周疾病的处理。及时处理牙体疾病,防止疾病进一步发展;年轻恒牙牙髓炎进行活髓切断术、根尖周炎采用根尖诱导成形术或牙髓血运重建术,以促进牙根继续发育;而牙根已发育完成的牙齿则进行根管治疗术,以达到控制炎症保存患牙的目的;积极处理牙周病变,促进患牙恢复健康。

3. 对于非牙源性疼痛,尤其是全身系统性疾病导致的牙齿疼痛,可联合相关学科医师会诊,采取适宜的方法消除或改善病因,使患者得到治疗。

【诊疗流程】

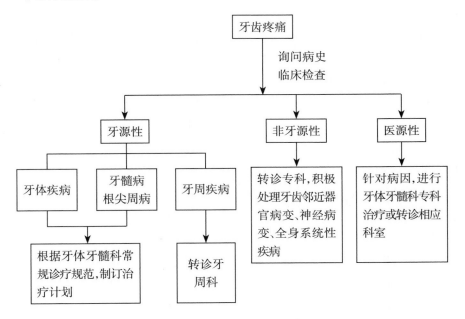

二、牙齿过敏

【概述】

牙齿过敏（tooth hypersensitivity）又称牙本质敏感症（dentine hypersensitivity），典型的特点为发作迅速、疼痛尖锐、时间短暂。该类症状是在牙本质部分暴露或机体抵抗力下降的情况下，牙齿遇到通常不致产生反应的外界刺激时出现异常酸软不适、疼痛感，俗称"倒牙"。

1. 局部因素　使牙本质暴露的各种疾病均可导致牙齿过敏，临床中常见如龋病、磨损、楔状缺损、牙折、牙隐裂、酸蚀症、严重的牙龈退缩等。

2. 全身因素　无牙体组织缺损的情况下，机体或环境因素导致的牙齿过敏也称为釉质和牙本质感觉性增高。全身因素包括妇女的生理性变化（如处于经期、孕期、分娩与绝经期）、全身健康状况下降（如感冒、过敏疲劳或久病不愈、神经衰弱、精神紧张）、胃肠疾患（如重度溃疡与胃次全切除术后）、营养代谢障碍（如钙磷代谢变化、血磷明显偏低、维生素 C 严重缺乏）、高血压、头颈部放疗。

【诊断要点】

（一）病史

牙齿过敏持续的时间、部位、严重程度、诱发因素、是否存在自发痛等症状；是否有横刷牙史；女性患者是否为经期、孕期、分娩与绝经期；是否有全身健康状况下降情况；是否有高血压、胃肠疾病、营养代谢障碍及其他系统性疾病史。

（二）临床表现

1. 牙齿过敏的主要临床表现是激发痛，即在冷、热、酸、甜、机械及渗透压变化等刺激时有酸痛感觉，咀嚼时牙齿酸软乏力，严重者往往在咬合、漱口、饮食时均感困难。

2. 患者常有牙本质外露，通常发生在𬌗面或牙颈部。

3. 用尖头探针检查，疼痛在釉牙本质交界处最明显；去除刺激后疼痛消失。

4. 患者一般均能指出过敏牙齿，敏感区常局限于𬌗面与对颌牙尖相应部位所成的凹陷处，及外露的釉牙本质界处。

5. 由于机体全身因素所致的牙齿过敏患者，牙体硬组织完整无缺，无牙本质外露。

【治疗原则与方案】

1. 注意区分单纯性牙本质过敏与由其他牙齿疾病引起的牙齿敏感。

2. 单纯性牙本质过敏症患者可进行脱敏治疗，反复脱敏无效者可考虑充填治疗或者冠修复。

3. 个别严重磨耗而接近牙髓者，必要时可考虑牙髓治疗。

4. 对于大面积表浅的牙本质暴露，无固位形，不影响咬合、美观、无咬颊舌等现象时可以不做治疗。也可使用封闭牙本质小管的药物消除症状，减少刺激，防止牙髓炎的发生。

5. 对于有明显的牙齿疾病，而以牙齿敏感为主述的就诊患者，应积极处理牙齿疾病。

6. 不可仅考虑局部因素而忽视其他全身性因素的影响，必要时转诊专科进行治疗。

【诊疗流程】

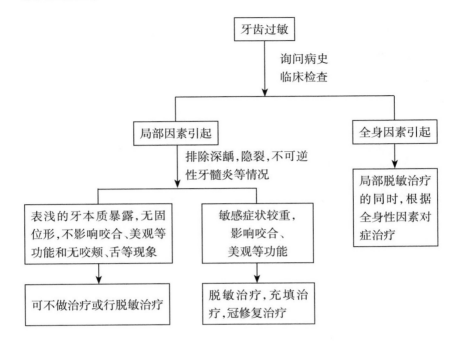

三、牙齿变色

【概述】

因全身系统性原因和(或)局部病因所致的牙齿颜色及色泽的变化称为牙齿变色(tooth discoloration)。根据导致牙齿变色的原因,可分为牙齿内源性着色(intrinsic stain of teeth)和牙齿外源性着色(extrinsic stain of teeth)。

(一)牙萌出前

影响牙胚胎发育及硬组织形成的因素均可能与牙齿变色相关,如造血系统疾病(卟啉症)、肝脏疾病(伴有肝功能障碍的高胆红素病)、严重营养障碍或母婴疾病引起的釉质发育不全(如维生素缺乏)、四环素类药物、饮用水氟含量过高等。

(二)牙萌出后

导致牙齿变色的原因有牙体疾病(潜行性龋患牙冠部可呈墨浸状)、牙髓出血(牙齿外伤、拔髓时出血过多血液渗入牙本质小管)、牙髓组织坏死分解、食物中有色成分(长期喝茶、吸烟或嚼槟榔)、口腔卫生不良、药物(长期用药物牙膏刷牙,氯己定溶液、高锰酸钾溶液漱口,牙齿局部用氨硝酸银处理)、职业性接触(因工作需要接触铁、硫,牙齿可着褐色;接触铜、镍、铬,牙面可出现绿色沉着物)、窝洞充填材料(银汞合金可使充填体周围的牙齿变黑色;酚醛树脂使牙齿呈红棕色)、根管内用药物或充填材料、牙本质脱水等。

【诊断要点】

（一）病史

牙齿变色出现的时间、部位、范围、诱发因素;是否伴有牙体缺损、或牙齿疼痛,冷热敏感等症状;是否有外伤病史;有无高氟地区生活史;是否有幼时四环素药物用药史;是否有长期喝茶、吸烟或嚼槟榔史;是否有职业性酸或金属接触史,及其他系统性疾病史等。

（二）临床表现

1. 牙齿外源性着色　主要表现为牙齿表面如唇面、舌面、颈部有条状、线状或者块状的色素沉着,可单独附着于牙面各个部位,也可与牙菌斑、牙石混杂并存。轻者呈散在点状分布于牙面上,重者则大面积或全部覆盖牙冠。因色素来源不同牙齿可呈棕色、褐色、绿色等。

2. 牙齿内源性着色　临床中较常见的是四环素牙、氟牙症、釉质发育不全、牙本质发育不全、死髓牙、外伤牙等。

（1）四环素牙:可以是浅黄或黄色、浅灰或灰色、浅褐或褐色,甚至黑色,比较均匀一致。大多数情况下牙体组织完整,但少数重症患者同一时期形成的牙齿可表现为带状釉质缺损,这种损害多见于中切牙、侧切牙和第一恒磨牙牙冠的同一水平上。

（2）氟牙症:多发生在恒牙,具有对称性,乳牙较轻且很少见。临床表现特点是同一时期萌出的釉质上有白垩色的斑点、条纹或黄褐色的斑块,乃至并发釉质实质性缺损,常为对称性和多对牙或全口牙受累,询问病史时常在恒牙萌出时发现。

（3）釉质发育不全:轻度釉质发育不全患牙表面有白垩状或黄褐色横条状颜色改变;中度患牙釉质表面出现着色深浅不一的窝或沟状缺损,一般有着色;重度患牙牙冠失去正常形态,釉质大部分缺损或完全无釉质。釉质发育不全可并发龋病或牙折。

（4）牙本质发育不全:牙本质发育不全表现为全口牙牙冠呈浅蓝色至黄褐色改变,光照下呈现乳光。由于釉质脆,易从牙本质表面分离脱落使牙本质暴露,因而牙冠易于磨损而暴露下层较软的牙本质,患者易产生牙根折断和反复的根尖周组织炎症。严重者整个牙列磨耗明显,全口多数牙磨损至平齐龈缘,导致咀嚼和语言等功能障碍,并影响美观。遗传性牙本质发育不全的患牙牙本质基质代偿性增加,造成牙髓腔狭窄或闭塞,牙根细小根管呈线样或消失。X线片可见牙根短,髓室和根管在早期即完全闭锁。

(5) 死髓变色牙:牙髓坏死后牙齿颜色会逐渐失去原有的光泽,变得灰暗,严重者变成褐色或深褐色,与邻牙比较显得极不协调。这种死髓变色牙在成年人中间较为普遍。死髓变色牙可发生在任何牙,但以前牙尤其上颌中切牙多见。

【治疗原则与方案】

1. 牙齿外源性着色的治疗一般包括常规洁治、漂白。严重者可能需要多次反复清洁才可去除。

2. 牙齿内源性着色的主要治疗方法包括漂白、复合树脂修复、全冠修复等。必要时可将几种方法联合应用,先做漂白改善底色,再行修复治疗来达到更好的效果。

【诊疗流程】

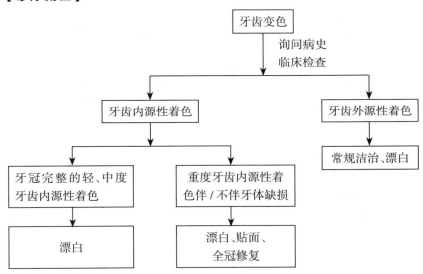

四、牙齿缺损

【概述】

牙齿缺损(tooth defect)是指由于各种原因引起的牙体组织破坏,表现为牙体失去正常的生理解剖外形、咬合及邻接关系的破坏。

牙体缺损最常见的原因是龋病,其次是牙外伤、磨损、楔状缺损、酸蚀和发育畸形(包括釉质发育不全、牙本质发育不全、四环素牙及氟牙症)等。

【诊断要点】

（一）病史

牙齿缺损出现的时间、部位、诱发因素；是否伴有牙齿疼痛、咬物不适、冷热敏感等症状；是否有突然咬硬物史；是否有外伤史；是否有夜磨牙史；是否有幼时四环素药物用药史；是否有职业性酸或金属接触史，及其他系统性疾病史等。

（二）临床表现

不同病因导致的牙体缺损往往有不同的临床表现。

1. 龋病　表现为牙齿色、形、质发生改变，具体表现为龋损部位呈白垩色或者窝沟发黑。窝沟龋用探针检查时有粗糙感或能钩住探针尖端；可形成龋洞；患者有主观症状如对过冷过热饮食产生酸痛感觉，但刺激去除后症状立即消失。

2. 牙外伤　患者有外伤病史，临床检查可见牙体硬组织缺损，部分患者伴有软组织的撕裂，患牙可无症状或对冷、热、酸、甜等刺激敏感，牙髓可能暴露，也可能不暴露。

3. 磨损　好发于牙齿表面功能尖嵴处，如前牙切缘、后牙𬌗面、上颌后牙的腭尖、下颌后牙的颊尖、邻面接触点区域。磨损面表面光滑平坦，牙本质处凹陷，呈黄色或者褐色，患者对刺激可产生疼痛反应，尤其对机械摩擦刺激特别敏感。重度磨损患者出现大片釉质缺损，牙尖或边缘嵴低平，𬌗面出现弹坑状凹陷缺损，在凹陷的周围可形成又高又陡的尖锐牙尖和边缘嵴。

4. 楔状缺损　多发生在前磨牙，典型临床表现为两个牙面相交呈 V 字楔形。临床中可出现对冷、热、酸、甜敏感的牙齿过敏症状，累及牙髓可出现牙髓炎性疼痛甚至根尖周病，严重者可出现牙颈部折断。

5. 酸蚀症　酸蚀症最初往往仅有过敏症状，以后逐渐产生实质性缺损。食物中的酸引起上颌前牙唇面表面粗糙、大而浅的凹陷，由胃酸上逆引起者常导致前牙腭舌面及后牙的𬌗面和舌面酸蚀。

6. 发育畸形　釉质发育不全的牙冠呈白垩色或褐色斑，可有牙冠形态不完整、表面粗糙且有色素沉着。牙本质发育不全表现为全口牙牙冠呈浅蓝色至黄褐色改变，光照下呈现乳光，患者易产生牙根折断和反复的根尖周组织炎症。四环素牙主要特征是牙齿着色，可以是浅黄或黄色、浅灰或灰色、浅褐或褐色，极重度四环素牙可出现釉质有实质性缺损。氟牙症多有童年高氟地区生活病史，临床表现特点是在同一时期萌出牙的釉质上有白垩色的斑点、条纹或黄褐色的斑块,乃至并发釉质实质性缺损。

【治疗原则与方案】

1. 牙体缺损的治疗应当根据具体病因,采取相应的治疗措施终止病变发展,恢复牙冠原有功能。

2. 一般情况下可以采用充填的方法进行治疗。

3. 当牙体缺损过大、牙冠剩余牙体组织薄弱、需要加高或恢复咬合、需改善牙齿外观且美观要求高等情况下,可采用嵌体、贴面、部分冠、全冠、桩核冠等方式加以修复。

4. 应加强对患者的口腔卫生宣教,去除导致牙体缺损的潜在病因。

【诊疗流程】

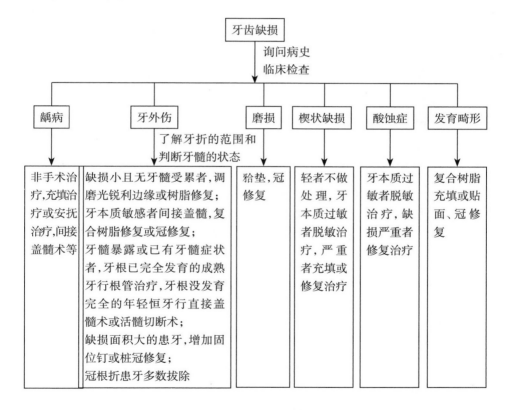

五、咀嚼无力

【概述】

咀嚼无力(masticatory atonia)是指患者自觉咀嚼时牙齿酸软、咀嚼效率降低,无法将日常进食的食物在日常所需的时间内磨碎。累及神经系统、咀嚼肌、颞下颌关节、颌骨、牙体及牙周组织的各种疾病均有可能导致咀嚼无力。

咀嚼无力的病因:

1. 牙体疾病　重度磨耗的患牙殆面尖、窝、沟、嵴被破坏,一方面使得上下颌牙齿的功能性接触面积降低;另一方面磨耗过程中暴露的牙本质受到食物纤维的机械性刺激可产生酸痛感,可造成患者出现咀嚼无力的症状。部分根尖周炎的患者也可因为根尖周组织炎症性破坏而自觉咀嚼无力。

2. 牙周疾病　牙周炎患者的病理性改变可导致牙周潜力下降,在正常殆力的刺激下即可产生咀嚼酸软无力的表现。此外,外伤牙多伴有牙震荡,患者可自述长期咀嚼无力;重度磨耗的患者因牙周膜长期处于超负荷承载状态,也可导致慢性退行性改变影响牙周潜力。

3. 颞下颌关节病变　颞下颌关节紊乱病可单独累及颞下颌关节或咀嚼肌群,也可两者都累及,一般都伴有颞下颌关节区及相应的软组织包括下颌运动异常、关节区酸胀、咀嚼肌易疲劳、咀嚼肌疼痛等症状。

4. 咀嚼肌病变　咀嚼肌的局部创伤及炎症均可导致肌肉收缩力的改变,进而影响咀嚼。此外,重症肌无力患者可在颌面部表现为咀嚼无力、饮水呛咳、吞咽困难。

5. 颌骨病变　颌骨局部创伤及炎症可在咀嚼过程中产生疼痛、影响咀嚼肌运动、改变牙齿间咬合关系、改变上下颌牙齿功能性接触面的面积等方式导致咀嚼无力。

6. 神经系统疾病　三叉神经病变、肿瘤颅底转移、颅中凹脑膜瘤、半月节肿瘤、颅中凹骨折、脑膜炎、三叉神经节带状疱疹病毒感染以及其他急性感染所引发的神经炎等。

7. 其他疾病　甲状腺功能亢进症(简称甲亢)患者在发病的过程中大多表现有不同程度的肌无力,可伴有咀嚼困难、无力。

【诊断要点】

(一)病史

1. 咀嚼无力持续的时间及进展情况。

2. 口腔内伴发的临床症状　是否有牙齿疼痛、牙龈出血、牙周溢脓、牙齿松动、夜磨牙、关节区疼痛及弹响等临床症状。

3. 全身伴随症状 如身体其他部位肌肉组织运动受限、甲状腺肿大、突眼、眼球活动受限、眼睑闭合不全、发热、恶病质体质等。

4. 既往史 包括有无外伤病史及其他系统性疾病史。

（二）临床表现

1. 口源性咀嚼无力

（1）牙体组织疾病：磨耗患牙可见釉质缺失，露出黄色牙本质或出现小凹面，𬌗面尖、窝、沟、嵴消失；因磨损不均还可形成锐利的釉质边缘和高陡牙尖，如上颌磨牙颊尖和下颌磨牙舌尖，使牙齿在咀嚼过程受到过大的侧方咬合力，产生咬合创伤；或因磨损形成充填式牙尖造成对颌牙齿食物嵌塞，发生龈乳头炎，甚至牙周炎；过锐的牙尖和边缘还可能刺激颊、舌侧黏膜，形成黏膜白斑或褥疮性溃疡。患者可有夜磨牙病史。根尖周炎患者可出现可定位的牙齿疼痛和（或）根尖周骨质破坏及改变。外伤患牙有近期外伤史伴/不伴牙体软硬组织缺损。

（2）牙周组织疾病：主要临床表现是牙龈红肿、出血、牙周袋形成、牙槽骨吸收、牙槽骨高度降低、牙齿松动移位、咀嚼无力，严重者牙齿可自行脱落或者导致牙齿的拔除。早期的牙周炎牙齿不松动，只有在慢性破坏性炎症发展到一定的程度，牙槽骨大部分吸收，牙周组织支持力量大为减弱时，才可以导致牙齿松动甚至脱落。

（3）颞下颌关节病变：主要临床表现为下颌骨运动异常（包括开口度异常、开口型异常、开闭口运动中出现关节铰锁等）、下颌运动过程中出现弹响及杂音、开口及关节运动过程中出现关节区或关节周围肌群疼痛。此外，一些经久不愈、病程迁延的患者常有关节区发沉、酸胀、咀嚼肌容易疲劳等症状出现。

（4）颌面部咀嚼肌、颌骨及神经病变，包括外伤、急性感染等。

2. 非口源性咀嚼无力 患者多伴有其他全身系统性疾病的典型症状，如重症肌无力患者全身骨骼肌均可受累。但在发病早期可单独出现眼外肌、咽喉肌或肢体肌肉无力。眼外肌无力所致对称或非对称性上睑下垂和（或）双眼复视是最常见的首发症状，还可出现交替性上睑下垂、双侧上睑下垂、眼球活动障碍等。面肌受累可致鼓腮漏气、眼睑闭合不全、鼻唇沟变浅、苦笑或呈肌病面容。咀嚼肌受累可致咀嚼困难。而甲亢患者可触及肿大甲状腺、突眼、怕热、容易流汗、身体疲惫乏力、体重下降、容易激动、情绪不稳定以及注意力不能够集中等症状。

【治疗原则与方案】

1. 咀嚼无力的治疗需要去除病因,对因对症治疗。

2. 纠正患者口腔内的病因,如夜磨牙、咬硬物、去除𬌗创伤因素,对于磨耗严重的患者必要时需行全冠修复以恢复缺损牙体组织;积极对症处理外伤患牙;对有牙髓、根尖周病变的患牙进行牙髓治疗;牙周炎患者需进行牙周综合序列治疗;积极治疗颌骨、面部肌肉、颞下颌关节源性病变。

3. 对于由全身系统性疾病引起的咀嚼无力,应转诊相应专科进行治疗。

【诊疗流程】

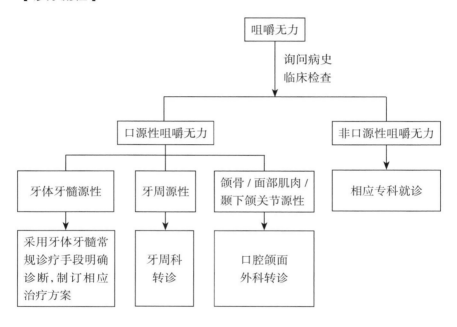

六、食物嵌塞

【概述】

在咀嚼过程中,食物被楔入相邻两牙的牙间隙内称为食物嵌塞(food impaction)。由于嵌塞物的机械刺激作用和细菌定植,食物嵌塞可引起牙周炎、牙龈退缩、龈乳头炎、邻面龋、牙槽骨吸收和口臭等。

食物嵌塞的病因:

1. 垂直性食物嵌塞

(1) 两邻牙失去正常的接触关系:如邻面龋破坏接触区和边缘嵴、修复体未恢复接触区、牙齿错位或扭转、缺失牙未及时修复、牙周病导致牙松动等。

（2）牙齿形态异常：对颌牙形态异常，牙尖过高，正好将食物楔入；不均匀的磨耗形成尖锐牙尖或边缘嵴可将食物压入对颌两牙之间；不均匀磨耗或牙齿倾斜使相邻两牙的边缘嵴高度不一致，在咬合时也可使食物嵌入两牙之间；磨损使外溢出道消失，致使食物被挤入牙间隙。

（3）智齿因素：拔除下颌智齿后，上颌第三磨牙因无对颌牙而下垂，在上颌第二磨牙、第三磨牙之间嵌塞食物；下颌第三磨牙近中倾斜，低于下颌第二磨牙的𬌗平面时则下颌第二磨牙、第三磨牙间嵌塞食物。

2. 水平性食物嵌塞　常见原因为牙间乳头退缩，龈外展隙增大，唇颊舌的运动将食物压入牙间隙造成水平性食物嵌塞。

3. 混合性食物嵌塞　同时存在上述两种病因。

【诊断要点】

（一）病史

食物嵌塞持续的时间；是否有诱发因素；是否伴有冷热敏感、自发性疼痛、牙龈出血、牙周溢脓、牙齿松动、口臭等症状；是否有牙体牙髓治疗或修复治疗或拔牙史；是否有夜磨牙史或咬硬物史；是否有其他全身系统性疾病史。

（二）临床表现

临床检查可见龈外展隙内大量食物残渣、邻面龋坏或充填物、牙齿的错位或扭转、对颌牙形态异常、可伴有龈炎或牙周炎相关临床症状。

【治疗原则与方案】

治疗食物嵌塞应先明确病因，之后进一步针对性治疗。

1. 对于因两牙之间缝隙引起食物嵌塞的患者，若有邻面的龋损要根据具体情况选择相应的充填或修复方法，恢复正常的接触关系。

2. 错位或扭转的牙齿造成的食物嵌塞可根据具体情况选择拔牙、正畸等治疗。

3. 过度松动的牙齿应先明确松动的原因后，对无保留价值的牙齿拔除；可保留的牙齿选择相应消除局部炎症、固定松动牙等治疗方法。

4. 引起食物嵌塞的智齿应在局部无急性炎症时拔除。

5. 对因全口多牙广泛的间隙造成的广泛的食物嵌塞多可选择正畸治疗，关闭广泛的间隙。

6. 对于因牙尖过锐及食物溢出空隙不佳造成的食物嵌塞可进行专业的

牙体调磨,使牙尖变圆钝以减轻对食物的楔力,使空隙形态利于食物的排出,防止食物嵌塞。

　　7. 水平性的食物嵌塞多涉及龈乳头的退缩,主要在于及时清除嵌塞的食物,保持邻间隙的清洁,防止炎症。

【诊疗流程】

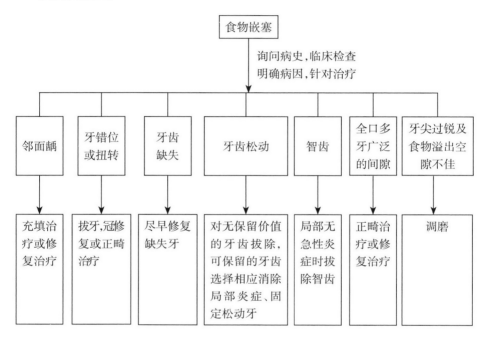

七、口腔异味

【概述】

　　口腔异味,又称口臭(oral malodor,halitosis,bad breath),是指呼吸时口腔发出的不良气味。该疾病可造成人们的社会交往障碍和心理障碍,是牙体牙髓科就诊患者的常见主诉。

　　口腔异味的病因:

　　1. 生理性口腔异味　睡眠中口腔运动减少、基础代谢降低并唾液分泌减少;进食辛辣食物等。

　　2. 病理性口腔异味

　　(1)口源性口腔异味的常见病因包括:吸烟、龋病、食物嵌塞、龈炎、牙周病、口腔癌症、各种原因引起的唾液腺分泌障碍以及舌苔的病理性改变。

（2）非口源性口腔异味的病因包括：呼吸系统源性（包括上颌窦炎、鼻阻塞、鼻咽部脓肿、喉癌、支气管炎、支气管扩张、肺炎、肺脓肿、肺癌）、血液系统来源（全身各个系统的挥发性物质均有可能进入血液系统，经过肺部交换经口腔呼出，主要是肝硬化、肝癌、肾病晚期、糖尿病、代谢紊乱等）。

3. 其他因素引起的口腔异味　主要包括假性口腔异味及口腔异味恐惧症，为患者的一种主观错觉。

【诊断要点】

（一）病史

1. 口腔异味持续的时间、加重或减轻的因素、进展情况。

2. 口腔检查　是否有龋齿、菌斑、牙石、软垢；是否伴有牙龈牙周炎临床症状；是否有唾液分泌异常；口腔内黏膜软组织是否有改变等临床症状。

3. 既往史及系统性疾病治疗病史　患者是否有可导致口腔异味的全身系统性疾病。

（二）临床表现

1. 生理性口腔异味　多在清晨或者进食辛辣食物后出现，经过刷牙漱口等常规口腔微生物措施后可消除。

2. 口源性口腔异味　可在患者口内检查吸烟、食物残渣、软垢、牙石、龋病、龈炎、牙周病、口腔癌症、唾液腺量减少以及黏膜疾病。在对口腔疾病进行专业、系统治疗后可消除。

3. 非口源性口腔异味　患者多伴有全身系统性疾病的临床症状。

4. 假性口腔异味及口腔异味恐惧症　临床检查无口腔异味表现。

【治疗原则与方案】

1. 生理性口腔异味　告知患者产生口臭的具体原因，加强口腔卫生指导。

2. 口源性口腔异味　对口腔疾病进行积极干预，加强口腔卫生指导。

3. 非口源性口腔异味　向相关专科转诊，加强口腔卫生指导。

4. 假性口腔异味及口腔异味恐惧症　对检查结果进行解释，是患者确信自己不存在口腔异味，加强口腔卫生指导，必要时向心理医师转诊。

【诊疗流程】

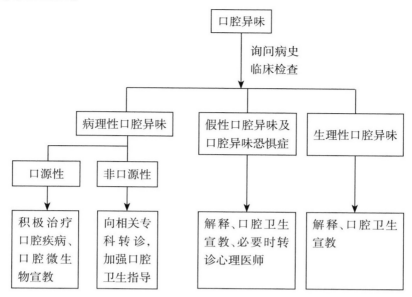

八、牙龈脓肿

【概述】

牙龈脓肿(gingival abscess)是一种常见的临床症状,多为感染所致,是多种口腔疾病及全身系统性疾病在口腔中的反应,肿胀部位可伴有或不伴有疼痛,可发生于各个部位的牙龈。

牙龈脓肿的病因:

1. 牙髓 - 根尖周源性牙龈脓肿　牙髓感染后,如果得不到及时有效的处理,炎症会从牙髓向牙根方向扩展作用于牙根周围组织,导致根尖周骨质破坏。当机体免疫力降低或者细菌毒力增强的时候,炎症急性发作时在根尖周组织聚集的脓液可通过骨髓腔突破骨膜达到牙龈下方,形成牙龈脓肿。此时,脓肿的部位靠近根尖部,中心位于龈颊沟附近,肿胀的范围比较弥散。牙髓治疗时根管或髓室底侧穿、牙根纵裂等,有时也可引起牙龈脓肿。

2. 牙周性牙龈脓肿　常见病因包括龈炎及牙周炎急性发作、智齿冠周炎等。各型龈炎急性发作的时候均有可能在牙龈位置出现脓肿,可伴有充血、探触和吸吮时易出血、自发胀痛或探触痛。牙周炎急性发作时牙龈脓肿形成的诱因包括:深牙周袋内壁的化脓性炎症向深部结缔组织扩展,脓液无法向袋内排出;迂回曲折的、涉及多个牙面的深牙周袋,脓性渗出物不能顺利引流,特别是累及根分叉区时;洁治或刮治时动作粗暴,将牙石碎片和细菌推入牙周袋深部组织,或损伤牙龈组织;深牙周袋的刮治术不彻底,导致牙周袋的袋口虽然紧缩,但牙周袋底处的炎症仍然存在,没有得到引流。脓肿可以发生在单颗牙齿,磨牙的根分叉处较为多见;也可同时发生于多颗牙齿,或此起彼伏。智齿冠周炎是指第三磨牙(又称智齿)牙冠周围的软组织炎症,主要症状为牙冠周围软组织肿胀疼痛。如炎症影响咀嚼肌,可引起不同程度的张口受限,如波及咽侧则出现吞咽疼痛,导致患者咀嚼、进食及吞咽困难。

3. 其他　机体抵抗力下降或有严重的全身疾病,如糖尿病等,容易发生牙龈脓肿。对多发性或反复发作牙周脓肿的患者应注意排除糖尿病的可能性。

【诊断要点】

(一) 病史

1. 牙龈脓肿出现的时间、加重或减轻的因素、进展情况。

2. 口腔检查　是否有龋齿、菌斑、牙石、软垢,是否伴有牙体、牙龈、牙周炎临床改变等相应的临床症状。

3. 既往史及系统性疾病治疗病史　患者是否有与牙龈脓肿相关的全身系统性疾病。

(二) 临床表现

1. 牙髓 - 根尖周源性牙龈脓肿　患牙有典型的咬合疼痛症状,对叩诊及扪诊有反应,牙髓活力测试无反应,具有牙髓病病史、外伤病史及不完善的牙髓治疗史均可作为参考。

2. 牙周性牙龈脓肿　一般为急性过程。牙龈发红、水肿、表面光亮。脓肿的早期,炎症浸润广泛,使组织张力较大,疼痛较剧烈,可有搏动性疼痛。因牙周膜水肿而使患牙有“浮起感”,叩痛及松动明显。脓肿的后期,脓液局限,脓肿表面较软,扪诊可有波动感,疼痛稍减轻,此时轻压牙龈可有脓液从袋内流出,或脓肿自行从表面破溃,肿胀消退。临床中多可见牙体完整无明显可诱发疼痛的牙体原因。

【治疗原则与方案】

牙龈脓肿的治疗具体如下:

1. 牙髓 - 根尖周源性牙龈脓肿　积极治疗牙髓病及根尖周疾病,拔除无法保留的患牙。

2. 牙周性牙龈脓肿　进行牙周系统治疗,加强患者的口腔卫生指导。

3. 其他病因　向相关专科转诊,加强口腔卫生指导。

【诊疗流程】

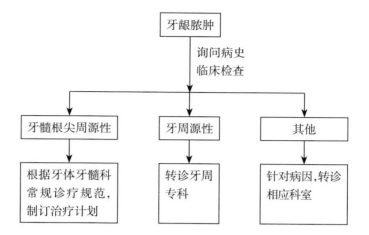

（周学东 高 原 何金枝）

第二章

常用检查诊断技术

一、病史采集

病史采集（history taking）是临床诊疗的基础，也是牙体牙髓病诊疗的重要步骤。医师可通过问诊、视诊等方式获得疾病相关信息，初步了解疾病的发生、发展、治疗经过以及患者的全身状况。病史采集的过程是医患沟通的第一步，医师不仅应该注意问诊的方式、内容，而且应该仔细、耐心地倾听患者的叙述，建立良好的医患关系，减轻患者的紧张、焦虑情绪，使后续的诊断和治疗得以顺利进行。许多口腔疾病通过详细的病史采集加上全面系统的口腔检查，即可提出初步诊断（initial diagnosis）。

（一）问诊

问诊（interrogation）是病史收集的基本方式，是通过询问了解疾病的部位、发生、发展、诊疗情况以及本次就诊目的等的过程，为诊断提供依据。医师问诊时应态度亲切，条理清晰，用语通俗易懂，避免使用医学术语，避免暗示性和诱导性提问，注意分辨患者描述语言的真实性。问诊内容及注意事项（表2-1），主要包括主诉（chief complaint）、现病史（history of present illness）、既往史（past medical history）和系统病史（system history），怀疑有遗传倾向的疾病还应了解家族史，如某些牙齿发育异常、错𬌗畸形等。

（二）视诊

视诊（inspection）应该从最初医患交流期间对患者的基本观察开始，包括口外视诊（extraoral examination）和口内视诊（intraoral examination）。医师通过眼睛对患者全身和局部情况进行观察、判断，可在直视或口镜反光下进行。口外视诊时应该注意患者的面容、精神面貌、全身情况等；口内检查时应遵循所有临床检查的流程，即从大体检查到特定部位或问题，这样可以确保对患者口

表 2-1　问诊内容及注意事项

	问诊内容	注意事项
主诉	患者就诊的主要原因	应用患者自己的语言描述患病部位、主要症状和持续时间
现病史	疼痛的部位及特征 疼痛等级 持续的时间 温度敏感性 叩诊敏感性 重复性	应记录主要症状、体征,发病时间,严重程度,诱发、加重或缓解病情的因素,以及是否服用过药物、做过治疗及其效果如何等内容
既往史	手术史 吸烟史 过敏史 用药史 口腔疾病史 口腔治疗史	免疫功能低下的患者可能需要采取预防措施; 正在服用抗凝药物如华法林(苄丙酮香豆素钠)的患者在牙周检查前可能需要减量或停药; 做过心脏瓣膜修复术、存在心内膜炎病史、发绀型先天性心脏病综合征、外科建造系统性肺动脉分流术等的高危患者应预防性使用抗生素
系统病史	心脏病 糖尿病 高血压 感染性疾病 免疫系统疾病 甲亢 心理状态 未确诊的身体状况	应排除可能导致患者症状的系统性或医源性原因; 成年女性患者必要时询问妊娠、哺乳等情况; 对于需要局部使用麻醉药物的患者,应特别注意患者的全身状况、精神状态及血压,注意局麻药物可能产生的不良反应及并发症

腔状况进行评估时不遗漏任何诊断要点。医师对患者的软硬组织结构进行检查,并记录所有异常。一旦排除了存在任何与患者主诉无关的、需要立即处理的严重病变,就可以开始针对患者的主诉问题进行检查(表 2-2)。

表 2-2　视诊内容及注意事项

	视诊内容	注意事项
口外视诊	全身情况	应留意患者的面部特征和语言描述,观察患者的精神和心理状况;
	表情与意识神态	对于牙外伤患者,应仔细观察其面容表情,以便了解意识状态和病情严重程度,及时处理;
	颌面部外形与皮肤	观察颌面部外形是否对称、比例是否协调,有无肿胀、肿物和畸形;皮肤的颜色改变,有无瘢痕和窦道等,
	口外软组织触诊	可通过触诊确定面部肿胀和淋巴结受累的程度

续表

	视诊内容	注意事项
口内视诊	牙和牙列	观察牙齿的色泽有无改变,牙齿的形状、排列和接触关系有无异常,牙齿是否有龋坏、楔状缺损、牙折等;
	牙龈和牙周组织	检查牙龈有无窦道、充血肿胀、糜烂坏死等,必要时可辅以血液检查;检查有无牙周袋及其范围和深度,注意其与牙髓病、根尖周病有无联系等;
	口腔黏膜	检查时注意观察黏膜色泽变化、有无溃疡和肿物以及舌的运动情况等;
	开口度和开口型	观察患者张口时下颌的运动范围、是否有关节杂音以及开口偏斜,注意口腔治疗对颞下颌关节疾病的影响。应检查最大张口度,开口受限会增加治疗难度

二、病历书写

(一) 初诊病历

1. **一般资料**   一般资料记录在封面或首页上,包括姓名、性别、年龄、民族、婚姻、通信地址、药物过敏史等。

2. **主诉**   主诉通常是用患者自己的语言来描述本次就诊的主要原因,应包括患者患病的部位、主要症状和持续时间,控制在 20 字以内。

3. **现病史**   与主诉有关的疾病病史。现病史记述患者患病后的全过程,包括主要症状、体征,发病时间,严重程度,诱发、加重或缓解病情的因素,以及是否服用过药物、做过何种治疗及其效果如何等。

4. **既往史**   包括全身系统性疾病史、传染病史、手术史、吸烟史、过敏、用药史、口腔疾病史和治疗史等。如前所述,了解患者的既往用药史能帮助医师判断治疗前是否需要内科会诊。没有特别病史者,此项也可省略。

5. **口腔检查**   在全面检查的基础上,重点记录与主诉相关的体征检查,注意准确记录患牙牙位。遇到以牙痛为主诉,而检查无阳性发现者,要仔细检查是否有牙面隐裂、后牙远中邻面龋、折断的畸形中央尖、龈下深龋等易忽略的情况,还要想到眼、耳、鼻等邻近器官病变的可能性,并做相应的检查。牙周、黏膜、牙列及颌面部阳性所见均应做一般记录。

6. **其他辅助检查**   龋病、牙髓病、根尖周病诊断与治疗前,通常需要拍摄患牙 X 线片以辅助诊断、判断病变范围和深度、观察颌骨情况等。必要时还可有其他辅助检查措施,如 CBCT、血常规、凝血功能检查等,应将检查项目以及重要结果记录下来。

7. 诊断 主诉相关疾病为第一诊断,其他诊断根据严重程度顺序进行。如暂不能明确,可在病名后用"?"。

8. 治疗计划 与诊断的顺序相对应,制订治疗计划的原则是按轻重缓急分步实施,先解决主诉问题,再解决其他问题;先解决疼痛问题,再解决功能和美观问题等。通常应提供2种及以上治疗方案供患者选择。

9. 知情同意书 在拟定治疗计划后,需要对患者进行详细的讲解,使患者充分了解所患的疾病以及可行的治疗方案,并根据自身情况加以选择。在实施治疗前需要患者签署知情同意书,同意医师对其所患疾病进行治疗,这也是患者权益的保障。

10. 治疗经过 牙体疾病应写明患牙牙位及龋洞、缺损或开髓的部位,主诉牙处理中关键步骤及其所见。如龋洞去腐后的情况,达牙本质层的深度,有无露髓,敏感程度,所用充填材料和所做的治疗等。牙髓疾病应记录开髓时情况,是否麻醉,有无出血,出血量及颜色,拔髓时牙髓外观,根管数目及通畅程度。根管治疗时,应记录各根管预备情况(第一支锉及最后一支锉的型号)以及工作长度(以 mm 为单位),所封药物及根充材料,充填后 X 线片的表现。

11. 医嘱 记录治疗后的注意事项及可能出现的不适症状、复诊时间、口腔卫生宣教等内容。如拆线时间、进食注意事项、刷牙方式、口腔清洁措施等。

12. 医师签名与记录日期 治疗完成后应注明病史记录日期,并有记录者签名,医师应签全名,实习或进修医师还应请指导老师签名。

（二）复诊病历

复诊病历应记录上次治疗后至复诊时的症状变化和治疗反应,本次治疗前检查情况,进一步治疗的内容及下次就诊计划。

（邹　玲）

三、牙位记录

口腔病历书写对牙位的记录有多种方法,国内手写病历最常用的方法是符号法;电子病历 FDI 法最为常用,也有的信息系统点击牙位后显示为符号法。美国等国家普遍应用通用法,其他还包括 T(t)左右上标下标法,还有针对多生牙的希腊字母表示法。最常用的有符号法、FDI 法和通用法。

1. 符号法 也称 Palmer 符号法(Palmer notation system,Palmer's notation),或 Palmer-Zsigmondy 记录法。是目前包括我国在内的许多国家临床中最常用

的方法。特点是有一个符号"+",水平线将上、下颌牙分开,垂直线将左右两侧的牙分开,两条线交叉表示出上、下、左、右4个象限,在相应象限中填上数字或字母,即表示牙位。数字1~8依次表示恒中切牙到第三恒磨牙,罗马字母 I~V 或英文字母 A~E 依次表示乳中切牙到第二乳磨牙。全部牙式的表示方法如下:

(1) 恒牙

8	7	6	5	4	3	2	1	1	2	3	4	5	6	7	8
8	7	6	5	4	3	2	1	1	2	3	4	5	6	7	8

(2) 乳牙

V	Ⅳ	Ⅲ	Ⅱ	I	I	Ⅱ	Ⅲ	Ⅳ	V
V	Ⅳ	Ⅲ	Ⅱ	I	I	Ⅱ	Ⅲ	Ⅳ	V

E	D	C	B	A	A	B	C	D	E
E	D	C	B	A	A	B	C	D	E

表示某个牙位时,需先写出符号"+",相应的位置写上一个数字或字母即可,如右下第一恒磨牙为 6⌐,左上第二乳磨牙为 ⌐V 或 ⌐E。

2. FDI 法　又称为 FDI/ISO 法,由国际牙科联盟(FDI)1970 年编制,后得到国际标准化组织(ISO)的认可,特点是不论恒牙、乳牙,一律用两位阿拉伯数字表示,十位数表示象限,右上、左上、左下和右下四个象限,顺时针方向旋转,在恒牙分别用 1、2、3、4 表示;在乳牙表示为 5、6、7、8;个位数表示牙齿。1~8 依次表示恒牙的中切牙到第三磨牙;1~5 依次表示乳牙的中切牙到第二乳磨牙。此记录法适用于电子病历。借用符号法的"+"字,全部牙位可做如下记录:

(1) 恒牙

18	17	16	15	14	13	12	11	21	22	23	24	25	26	27	28
48	47	46	45	44	43	42	41	31	32	33	34	35	36	37	38

以上颌左侧第一恒磨牙为例,应记为 26,而下颌右侧中切牙应记为 41。

(2) 乳牙

55	54	53	52	51	61	62	63	64	65
85	84	83	82	81	71	72	73	74	75

以上颌左侧第一乳磨牙为例,应记为 64,而下颌右侧乳侧切牙应记为 82。

3. 通用法　通用法(universal system)也称通用数字法(the universal numbering system)。目前在美国使用较为普遍。其特点是:恒牙从右上第三磨牙起顺时针方向旋转至右下第三磨牙止,分别用阿拉伯数字 1~32 表示;乳牙从右上第二乳磨牙起顺时针方向旋转至右下第二乳磨牙止,分别用英文大写字母 A~T 表示。借用符号法的"+"字,全部牙位可做如下记录:

(1) 恒牙

1	2	3	4	5	6	7	8	9	10	11	12	13	14	15	16
32	31	30	29	28	27	26	25	24	23	22	21	20	19	18	17

以右下第三磨牙为例,应记为 32,而右下中切牙应记为 25。

(2) 乳牙

A	B	C	D	E	F	G	H	I	J
T	S	R	Q	P	O	N	M	L	K

以右下第二乳磨牙为例,应记为 T,而右上中切牙应记为 E。

(柳　茜)

四、医患体位

【概述】

口腔临床检查和操作时,医师与患者只有在正确的体位条件下才能够最大程度地为治疗提供良好的视野、效率及舒适度,并尽可能地帮助医师免除疲劳,避免肌肉劳损、颈椎疼痛等职业病的发生。目前,国际上普遍采用四手操作的操作体位,即对患者的治疗过程中,每位医师配有一位助手,以此提高工作效率、缩短临床操作时间,减少操作中医师的疲劳,提高医疗质量。随着显微镜在口腔科的推广和应用,合适的医患体位能为术者带来更多的可视化条件及更高效的操作。

【适应证】

常规口腔科诊疗环境下的椅旁检查与操作。

【操作步骤】

(一)医师、护士、患者的体位

1. 医师体位　医师坐在医师椅位上,位于口腔治疗椅右前方或右后方,两脚底平放地面,两腿平行分开,大腿下缘和双肩连线与地面平行,头、颈、腰呈自然直立位(背部脊柱、脖颈挺直),背直且靠住椅背,上肢上臂与地面垂直,前臂弯曲与地面平行,双肘关节贴近腰部且高度与患者口腔高度在同一水平面上。头略前倾,术者视线与患者口腔应保持适当距离,一般约为 30~50cm。

不同部位活动范围:

(1)头颈位置:活动范围倾斜度最好在 0°~15°。

(2)背部位置:活动范围倾斜度最好在 0°~25°。

(3)肩的位置:两肩最好保持水平,避免一高一低。

(4)上臂位置:上臂自然下垂与躯干平行,肘关节轻微离开躯体的最大角度最好不超过 20°。

(5)前臂位置:与地面平行,可抬高或降低,前臂与上臂夹角最好大于 60°。

2. 护士体位 护士座位应向着患者并与患者口腔在同一水平面上,高度通常比医师椅位高 10cm 左右,护士胯部与患者肩部处于同一水平面上。左腿靠近口腔科综合治疗椅,并距其边缘平行 10cm 左右。坐姿要求背部挺直,双手置于胸前,脚可在脚踏上,保持大腿与地面平行,扶手放在肋下区以便作为身体在倾斜体位时的支撑。

3. 患者体位

(1)患者椅位调节:半卧位或仰卧位。开始口腔检查操作前,医患沟通交流时患者取坐位或半卧位,并与医师目光平视。口腔检查操作时患者通常采用仰卧位,调节合适的头托位置,使头部自然放在头托上,与术者肘部在同一水平,患者平躺在牙椅上,椅背与地面平行,患者的头、颈与身体成一直线,头顶与牙椅头托上端平齐。治疗上颌牙时,患者椅背与地面基本平行,使上颌牙殆平面与地面夹角 45°~90°;治疗下颌牙时将患者椅背稍行升高,使下颌牙殆平面与地面尽可能平行,此时建议使用橡皮障以免患者发生误吸误咽。

(2)头部活动范围:患者头部沿矢状位可左右移动,单侧活动范围一般不超过 45°。

(二)医师、护士、患者的位置关系

在实施四手操作技术时,医师、护士有其各自互不干扰的工作区域,以保证畅通的工作线路和密切的相互配合。将医师、护士、患者的位置关系假想成一个时钟,以患者的脸为中心,分成 4 个时钟区。

1. 医师工作区 位于时钟 7~12 点,一般为 11 点处。治疗下颌牙时多选用 7~9 点位置;治疗上颌牙,多选用 9~12 点位置。医师的位置与视野范围如下:

(1)医师 8~9 点(患者头部右前方):患者头轻微转向医师,医师此时可看见上、下颌前牙的唇面。

（2）医师 12 点位（患者头部后方）：患者头轻微向下或向上转动，医师此时可看见上、下颌前牙舌（腭）面（借助口镜）。

（3）医师 9 点位（患者头部右方）：患者头轻微转离医师，医师可看见同侧的上、下颌后牙颊面，对侧上、下颌后牙舌（腭）面。

（4）医师 10~11 点位（患者头部右后方）：患者头轻微转向医师，医师此时可看见对侧的上、下颌后牙颊面，同侧上、下颌后牙舌（腭）面。

2. 护士工作区　位于时钟 2~4 点，通常多为时钟 3 点位置。

（1）静止区：位于时钟 12~2 点。此区可放相对固定的设备，如治疗车、银汞调拌器等。

（2）传递区：位于时钟 4~7 点。此区为传递器械和材料区，是患者周围最大的活动区域，是安放口腔科设备最适宜的位置。

（三）常用设备的位置调节

1. 灯光　检查前调节好口腔科综合治疗椅（俗称牙椅）的椅位和灯光，保证光线充足和良好的视野。调整灯光时注意将灯光逐渐上移至口腔，将光线集中照射口腔，避免直接照射患者眼部。牙椅的工作灯离患者的脸应尽可能远，但必须在医师能方便调节的距离内，下颌治疗时灯光在患者的头顶正上方，灯光直接照进患者口内；做上颌牙操作时，光线稍微向患者头方倾斜照入患者口内。

2. 操作台　牙椅所配的操作台应在随手能拿到器械的范围内。常见的三种位置有医师右手边、助手右手边或患者胸前的上方。

3. 显微镜　在使用显微镜时，调节顺序依次为医师体位、患者体位、显微镜。医师、患者体位调节内容基本同前。不同的是，在使用显微镜时，建议医师活动范围尽量维持在时钟方向 12 点左右，即患者头方；治疗患者上颌牙时调整椅位使患者上颌牙平面与地面垂直，治疗下颌前牙时应使其下颌平面与地面垂直并向足方前倾约 10°，治疗下颌后牙时应使其下颌平面与地面垂直并向足方前倾约 20°~30°；除特殊情况，一般建议显微镜的物镜长轴与地面垂直。

【注意事项】

1. 目前绝大多数牙椅为右利手医、护设计，本节描述内容适用于右利手医师、护士。

2. 特殊人群患者就诊时，医师体位应尽量照顾、顺应患者体位，如婴幼儿可坐或躺在家长怀中检查，检查者顺应患儿体位；不合作儿童可用约束带固定其身体,以防患儿乱动影响治疗;年老体弱者,椅旁助手应协助其舒服地躺在治疗椅上;脊柱畸形患者肩下可放置小垫以支撑其头部及肩部;椅位调节时提前告知患者,注意椅位调节的幅度,避免大幅度、突然的变动。

（张凌琳）

五、一般检查

牙体牙髓的一般检查包括探诊、叩诊、触诊、咬诊和温度诊的检查。通过一般检查,可以获得患牙的基本病变情况,结合患者病史,大部分可以得到印象诊断,但如果患牙症状不明显,诊断存在疑问时,需要辅助其他选择性检查,借助医疗仪器以获得肉眼无法识别的诊断资料,为进一步的诊断提供依据。

（一）探诊

【概述】

探诊(exploration probing)是通过使用探针并协助诊断。

【器械选择】

探针、牙周探针。

【适应证】

需了解牙齿、牙龈、龈沟（或牙周袋）以及黏膜上出现的各种异常改变。

【操作步骤】

1. 右手执笔式拿探针,以邻牙或对侧牙为支点。

2. 探查龋齿、牙周袋、瘘管病变部位和范围的反应情况。

【注意事项】

1. 探诊时应尽量轻柔,特别对于深龋的患牙,以免引起患者的剧烈疼痛。

2. 先前牙、后后牙;先下颌牙、后上颌牙;先𬌗面、后邻面。

（二）叩诊

【概述】

叩诊(percussion)是通过垂直或水平叩击患牙冠部,以检查牙根尖部和牙周膜的健康状况。

【器械选择】

金属口镜的后端、镊子或其他金属器械。

【适应证】

需了解牙根尖组织和牙周膜状态的各种牙体牙髓疾病。

【操作步骤】

右手持口镜,用口镜柄末端垂直向或水平向叩击牙冠。

【注意事项】

1. 先叩正常牙,后叩患牙。

2. 先轻叩,无反应,再逐渐加力。

3. 多根牙做垂直叩诊时需要对不同牙尖处进行叩击,以刺激到不同牙根尖的牙周韧带。

叩诊的结果可记录为:(−)、(±)、(+)、(++)、(+++)。

(−):叩诊时患者无疼痛或不适感。

(±):叩诊时患者有不适感,或者当用较重的力量叩诊患者才有微痛感。

(+):叩诊时患者有轻度的疼痛。

(++):叩诊时患者有明显的中度疼痛。

(+++):叩诊时患者有很剧烈的疼痛。

(三)触诊

【概述】

触诊(palpation)也称为扪诊,是通过医师手指触觉和患者反应相结合,检查病变部位。

【适应证】

需了解各种牙体牙髓疾病病变的部位、范围、有无疼痛、有无波动感。

【操作步骤】

通过右手手指或器械在可疑病变部位进行触扪或按压。

【注意事项】

先做正常牙触诊,后做患牙。

(四)咬诊

【概述】

咬诊(bite)是检查牙齿有无咬合痛和有无早接触点的诊断方法。

【材料选择】

棉签、棉球、咬合纸。

【适应证】

需了解牙齿有无咬合痛和有无早接触点,判断有无根尖周病、牙周病、牙隐裂和牙齿感觉过敏。

【操作步骤】

1. 使用棉卷、棉签或橡皮片放在牙齿的咬合面,指示患者做咬合运动。

2. 使用薄咬合纸分别对牙尖交错位和非牙尖交错位进行咬诊。

【注意事项】

应先检查正常牙,再检查患牙,可根据患牙是否出现疼痛而明确患牙位置。

(五)牙髓温度测试

【概述】

牙髓温度诊(thermal tests)是根据患牙对冷或热刺激的反应来检查牙髓状态的一种诊断方法。温度诊可分为冷诊法和热诊法。

【材料及器械选择】

选用冷水、小冰棒、二氧化碳干冰、雪或氯乙烷作为冷刺激源,选用热水、热牙胶或加热的金属器械作为热刺激源。

【适应证】

需了解牙髓状态的各种牙体牙髓疾病。

【操作步骤】

(一)冷测试

1. 向患者详细说明检查方法及其可能的反应,隔湿。

2. 使用冷水或小冰棒置于被测牙的唇(颊)或舌面的完好釉质面的颈 1/3 或中 1/3 处,观察患者的反应。

(二)热测试

1. 向患者详细说明检查方法及其可能的反应,隔湿。

2. 先在待测牙的表面涂一薄层凡士林。

3. 将牙胶棒的一端于酒精灯上烤软但不使其冒烟,此时温度为 65℃左右。

4. 将加热的牙胶置于待测牙的唇(颊)面颈 1/3 或中 1/3 处,观察患者的反应。

【注意事项】

1. 先对正常牙做温度诊作为对照,再检测患牙。

2. 温度测试结果　可记录为:

(1)温度刺激同正常牙。

(2)温度刺激仅有轻微的痛感,且很快消失。

(3)温度刺激有一定程度的疼痛,但刺激移去后疼痛立即消失。

(4)温度刺激有较重的疼痛,且刺激移去后疼痛仍持续数秒钟以上。

（5）温度刺激无反应。

六、牙髓电测试

【概述】

牙髓电测试（electric pulp testing）是用电来刺激兴奋牙髓内的神经成分，根据牙髓的反应情况来进行检查的一种方法。

【器械选择】

牙髓电测试仪。

【适应证】

需了解牙髓状态的各种牙体牙髓疾病。

【禁忌证】

安装心脏起搏器者。

【操作步骤】

1. 向患者详细说明检查方法及其可能的反应，隔湿。

2. 放少许导电剂于牙髓电测试仪探头上。

3. 将探头工作端放于牙唇（颊）面颈 1/3 或中 1/3 处，当患者示意有感觉时，将工作端撤离牙面并记录读数。

【注意事项】

1. 先测试对侧同名牙或正常邻牙，再测试患牙。

2. 每颗牙测 2~3 次，取平均数作为结果。

3. 患者过于紧张或探头接触了牙龈，会出现假阳性反应。

4. 测试前使用过麻醉剂、镇痛剂或饮酒可使刺激阈升高；牙髓的增龄性变化，或近期受过外伤的患牙也可使刺激阈升高或无反应，出现假阴性反应。

七、诊断性备洞

【概述】

诊断性备洞（test cavity）是指用牙钻磨除牙本质，通过产热刺激牙髓的方法。

【适应证】

需了解牙髓有无活力的各种牙体牙髓疾病。

【操作步骤】

不麻醉条件下，通过牙钻采用低速不喷水的方法缓慢朝牙髓方向磨除釉质和牙本质。

【注意事项】

该方法需破坏健康牙体组织,故临床中一般不用。

八、选择性麻醉

【概述】

选择性麻醉(selective anesthesia)是通过局部麻醉的方法来判定引起疼痛的患牙。

【适应证】

对 2 颗可疑患牙不能作出最终鉴别,且 2 颗牙分别位于上、下颌或该 2 颗牙均在上颌但不相邻时,采用选择性麻醉可确诊患牙。

【操作步骤】

1. 对上颌牙进行有效的局部麻醉(包括腭侧麻醉),观察疼痛是否消失。

2. 若疼痛消失,则该上颌牙为患牙;若疼痛仍存在,则表明下颌可疑牙为患牙。

【注意事项】

如果 2 颗可疑患牙均在上颌,两牙应相隔 1 颗以上的牙齿。

(薛　晶)

九、影像学检查

(一)𬌗翼片

【概述】

𬌗翼片(bitewing radiograph)可以同时显示多颗上、下颌牙的牙冠、部分牙根及牙槽嵴顶形态,主要用于前磨牙和磨牙区多发、早期牙体疾病及牙周疾病的检查。

【适应证】

怀疑有早期龋损、邻面龋、继发龋或全口后牙多发龋。

【操作步骤】

1. 投照所用胶片是由 3cm×4cm 的根尖片改制而成,在胶片中间固定一个与胶片垂直的翼片,以利胶片固位时使用。

2. 拍摄时上下颌牙齿咬住翼片,根据拍摄部位进行投照。

【注意事项】

1. 针对全口牙患龋较多的患者,可采用前牙拍摄根尖片,后牙拍摄𬌗翼片的检查方式。

2. 可配合使用平行投照装置进行拍摄,避免牙体邻面影像重叠。

3. 根据患者的肌肉厚度和骨骼密度情况,调整曝光时间。

（二）根尖片

【概述】

根尖片(periapical radiograph)在口腔临床中运用较普通,是牙体牙髓病、根尖周疾病及牙周疾病最常用的影像学检查方法。

【适应证】

牙体牙髓根尖周病变及因其他原因需进行根管治疗的患牙。

【操作步骤】

1. 分角线投照技术　根据拍摄部位放置胶片后嘱患者用拇指(上颌)或示指(下颌)固定,选用相应的投照角度和曝光时间进行投照。

2. 平行投照技术　拍摄时,X 线胶片与牙长轴平行放置,使用专用持片器。

【注意事项】

1. 根据患者的口腔情况调整投照角度和曝光时间。

2. 采用平行投照技术拍片时,为了保证胶片与牙长轴平行,胶片放置时会稍稍远离牙齿,因适当调整曝光参数,保证牙片质量。

（三）锥形束 CT

【概述】

锥形束 CT(cone beam CT,CBCT)与全身 CT 相比具有空间分辨率高,辐射剂量小,费用较低等优点,适于口腔颌面部硬组织的检查。

【适应证】

普通 X 线片无法清楚显示的牙体牙髓根尖周病变、复杂根管系统的显示及根尖片或𬌗翼片二维影像怀疑病变但是不能肯定的病例。

【操作步骤】

1. 拍摄前嘱患者摘下颈部以上的金属物品(耳环、义齿等)、帽子以及眼镜等其他饰品;

2. 根据临床需求调整拍摄模式,根据拍摄部位调整拍摄视野范围(大、中、小)及定位线;

3. 曝光完成后,处理、保存图像。

【注意事项】

1. 头颈部金属及高密度物品,如耳环、发夹、项链等,会造成伪影干扰,应嘱患者除去。

2. 检查过程中要求患者保持体位不动直至检查完毕。

3. 儿童及危重患者,需在家属陪同下完成检查。

(郑广宁　唐蓓)

十、唾液检测

【概述】

唾液主要来源于口腔三大唾液腺和黏膜下小腺体,血清成分可通过胞内主动转运、胞外超滤机制及龈沟液途径进入唾液中。唾液由99.5%的水和0.5%离子、小分子和大分子有机物组成的低渗性生物流体,复杂的组分赋予了它重要的生物学功能,包括消化、溶酶、保护、润滑、清洁、抗菌、稀释、缓冲、粘附、固位、排泄等。唾液成分复杂,含有不等量的尿素、氨、尿酸、葡萄糖、胆固醇、脂肪酸、甘油三酯、中性脂质、糖脂、氨基酸、类固醇激素、黏蛋白、淀粉酶、凝集素、糖蛋白、溶菌酶、过氧化物酶、乳铁蛋白、分泌型 IgA、溶菌酶、髓过氧化物酶、富组蛋白、半胱氨酸蛋白酶抑制剂、黏蛋白 G1、黏蛋白 G2 和防御素等。唾液中含有大量来自于血浆的 Na^+、Cl^-,Ca^{2+}、K^+、HCO_3^-、$H_2PO_4^-$、F^-、I^-、Mg^{2+} 等离子成分。同时,唾液中含有数百种微生物、病毒及其拮抗成分,与口腔以及全身系统性疾病相关。

唾液作为生物分析样本具有独特优势:较小的样本稀释度;非侵入性采集,不会引起患者紧张,患者容易接受,特别是儿童患者;容易采集和保存,对大量人口筛查尤其有用;唾液成分和血液成分正相关,成分种类相对于血清要少,这对筛选低丰度生物标记物具有更大的优越性;可以节约临床医疗成本和患者医疗费用支出。

唾液成分的变化与机体生理与病理状态密切相关,有人将其视为"人体健康状态的窗口"。随着近年来,蛋白组学、代谢组学、基因组学、免疫组学、转录组学等技术的发展,"唾液组学"已成为研究唾液成分,探寻疾病相关生物标记物的关键技术。目前利用"唾液组学"技术,在唾液中先后发现了多种与口腔以及机体系统性疾病相关的生物标记物,如猛性龋患者唾液缓冲能力显著下降;囊性纤维患者唾液中 Ca^{2+}、EGF、PGE_2 等显著升高;干燥综合征患者唾液 Na^+、Cl^- 以及 IgA、IgG 升高,而磷酸盐水平降低;乳腺癌患者唾液中可检测到

c-erbB-2、CA15-3 等肿瘤抗原,卵巢癌的标记物 CA125 等;在心血管疾病、细菌、病毒感染性疾病均可在唾液中检测到相应的生物标记物。

【适应证】

唾液检测可作为口腔及全身系统性疾病诊断和预后判断的辅助性检查。

【禁忌证】

口腔疾病伴有出血者。

【操作步骤】

（一）唾液采集和处理

唾液采集前准备:采集前 1 小时清水漱口,停止进食、吸烟、运动和剧烈情绪波动。

非刺激性唾液:患者舌抵住上腭,让唾液自然通过下唇流入收集管中。

刺激性唾液:在不影响检测结果的条件下,收集前在舌尖贴柠檬酸试纸,刺激唾液分泌,或者让患者咀嚼无菌棉球 / 石蜡,离心后收集。目前收集刺激性唾液使用较多的是德国 Sarstedt 公司生产的唾液收集管(salivette),管中配置一棉签,患者通过咀嚼棉签,再把棉签放回唾液收集管,对整个管进行离心,即可获得唾液样品。用该管收集唾液为透明液体,不含食物残渣等杂质。

（二）唾液生化检测

用体液微量高灵敏生化检测试剂盒,按照说明书要求分别选用比色法、透射比浊法、胶乳凝集法、均相免疫法以及终点法、速率法、固定时间法以及间接离子选择电极法上机检测。唾液缓冲能力检测详见"龋病活跃性测试"相关内容。

（三）唾液特殊蛋白检测

对免疫球蛋白 A(IgA)、免疫球蛋白 M(IgM)、免疫球蛋白 G(IgG)、免疫球蛋白 E(IgE)、类风湿因子(RF)、C 反应蛋白(CRP)、补体 C3(C3)、转铁蛋白(TRF)、前白蛋白(PAB)、补体 C4(C4)等特殊蛋白采用特殊蛋白检测试剂盒。采用速率散射比浊法;速率抑制散射比浊法;近红外颗粒速率透射法;近红外颗粒速率抑制透射法等检测。

（四）唾液基因组学检测

基因组学技术是系统生物学研究的重要方法。包括以全基因组测序为目标的结构基因组学(structural genomics)和以基因功能鉴定为目标的功能基因组学(functional genomics)。基因组学能为一些疾病提供新的诊断、治疗方法。基因组测序,能用来评估患者疾病发生的个体危险率以及治疗效果,有助于医师获得足够的治疗信息和治疗方案的个性化设计。

人类的唾液 DNA 总量平均约 21.6mg/L。来自于口腔宿主细胞和口腔微生物或者病毒。唾液 DNA 的稳定性,是基因组学研究的良好的 DNA。

(五)唾液代谢组学检测

代谢组学(metabolomics/metabonomics)是研究生物体系受外部刺激所产生的代谢产物变化及其规律。通过高通量的试验和大规模的计算,从系统生物学的角度出发,全面地综合考察机体的代谢变化。

代谢组学研究通常有两种方法。一种称作代谢物指纹分析(metabolomic fingerprinting),比较、确定不同样本中所有的代谢产物的质谱峰,最终了解不同化合物的结构,建立一套完备的识别这些不同化合物特征的分析方法。另一种是代谢轮廓分析(metabolomic profiling),首先假定一条特定的代谢途径,然后对此进行研究。代谢产物的检测有 2 种方法,一是质谱(mass spectrometry,MS),但 MS 只能检测可被离子化的代谢产物;二是磁共振(nuclear magnetic resonance,NMR),NMR 可以弥补色谱的不足,但 NMR 检测的灵敏度不如 MS。下面以 NMR 为例子,简单介绍代谢组学研究的技术流程。

NMR 是代谢组学研究常用的方法。NMR 分析生物体液或活体组织等复杂样品时,预处理过程简单,测试手段丰富,包括活体磁共振定域谱(magnetic resonance spectroscopy,MRS),液体高分辨 NMR、高分辨魔角旋转 NMR(high-resolution magic-angle spinning nuclear magnetic resonance,HR-MAS NMR)。 能够在最接近生理状态的条件下对不同类型的样品进行检测;其次,NMR 检测所需时间短,通常 5~10 分钟即可完成,这对于实现高通量样品检测,保证样品在检测期内维持原有生化性质至关重要;再次,NMR 是一种无创性的多参数动态分析技术,同时具有定性分析和定量分析的能力。此外,低温探头、自动进样技术的出现和完善,在检测灵敏度和速度不断提高的同时,可通过控制脉冲序列可以获得样品中不同官能团、不同分子量或不同存在状态的分子信息。

(六)唾液蛋白组学检测

唾液蛋白同唾液生理功能密切相关,口腔唾液蛋白成分和含量的变化同龋病、牙周病、舍格伦综合征、结缔组织病、囊性纤维病及糖尿病等有密切关系。人唾液中的蛋白质总质量为 0.5~3g/L,包含 1000 个不同的蛋白质序列。其中,约 300 个来自人类,22.8%~28.7% 的蛋白质功能尚不清楚,与功能尚不明确的 mRNA 比例极其相似,且可在唾液中同时检测到 70%~93% 蛋白质序列和其对应的 mRNA。随着蛋白质组学在医学的广泛应用,使高通量和高精度的蛋白质测序成为可能,加上唾液在临床收集的方便及无创伤性,因而使蛋白质组学在唾液的研究中应用越来越多,在唾液全蛋白表达、口腔内环境的测定评估及临床生物标记等方面都有较大发展。

（七）唾液转录组学检测

转录组(transcriptome)广义上是指某个组织或细胞在特定生长阶段或生长条件所转录出来的 RNA 总和,包括编码蛋白质的 mRNA 和各种非编码 RNA,如 rRNA、tRNA、snoRNA、snRNA、microRNA 及其他非编码 RNA 等。转录组学研究不仅可以解释细胞或组织的基因组的功能元件,揭示分子成分,还可用来认识生物学进程和疾病发生机制。

唾液 RNA 的总质量为 0.108 ± 0.023mg/L~6.6 ± 3.6mg/L,其中大部分是人类的 mRNA。目前,在健康人群的唾液中可以检出 3000~6400 种 mRNA,约占人类蛋白编码基因的 28%。其中,约 200 种 mRNA 由不同个体所共有,构成了人类唾液转录本的核心;个体 mRNA 存在较多的重叠部分,约 419~570 个相同的转录本分别出现在 90% 和 80% 的个体中。唾液微生物 DNA 约占唾液总 DNA 质量的 32%。利用大规模平行测序获得的人非刺激性唾液所有的基因序列信息中,20%~25% 的序列片段与人类的基因一致,约 30% 的序列片段与人类口腔微生物组数据库一致。唾液转录组是一个很复杂的 RNA 网络结构。核糖体 RNA(rRNA)和转移 RNA(tRNA)稳定,但 mRNA 可在数分钟内迅速降解。唾液中的 mRNA 主要来源于唾液腺、口腔黏膜上皮细胞和龈沟液等。

【注意事项】

1. 唾液采集前 1 小时禁食,清水漱口,禁饮咖啡、酒、茶、吸烟等刺激性物品。避免剧烈运动和情绪波动。

2. 唾液采集量要根据检测目标的方法要求确定,通常情况下 2~3ml 足够。

3. 采集唾液性质(刺激性/非刺激性,全唾液/龈沟液)需根据检测目标确定。例如,唾液生化分析,需要采集早餐前非刺激性全唾液;检测唾液中免疫球蛋白需要收集龈沟液;代谢组学检测需要收集全唾液。

4. 唾液处理方法需根据检测目标确定。以代谢组学检测为例:在采集后的 30 分钟内,二次离心新鲜的唾液样本(4℃,15 000r/m,15 分钟),以完整去除其中的固体残渣,取出上清液,随即置于 -80℃保存备用。进行代谢组学分析前,将样本置于冰上化冻,取 $100\mu l$ 的 0.1mol/L NaOH 或 HCl,加入 $300\mu l$ 唾液,充分振荡混匀 30 秒以沉淀样品中的蛋白,静置于冰上 10 分钟,13 000rpm 离心 10 分钟;取出上清液,置入低温冷冻离心浓缩机抽除样本溶液,并覆溶于

100μl 的乙腈水溶液,转移至置入玻璃内插管的进样瓶中进行液相质谱联用分析。

(张平　徐欣　陈娇　尹伟)

十一、龋病活跃性检测

【概述】

龋病活跃性(caries activity)是指一定时间内牙齿新龋的发生和现有龋坏进行性发展速度的总和。临床中,医师用口镜、探针、X 线片比较容易检查出个体是否患龋病,但不能预测其龋活跃性。借助龋活跃性试验(caries activity test,CAT),检测龋发生的危险因素,分析致龋菌、酸性产物或唾液生化等指标,在一定程度上了解龋病发生与发展的趋势,对龋病临床防治具有实际意义。

龋活跃性试验广泛应用于口腔临床诊疗、口腔健康教育、居民健康体检、群体性龋病预防工作等众多领域。适用人群包括:孕妇、婴儿乳牙萌出前口腔环境检查、幼儿体检、学龄前、学龄期、成人、智障儿童等所有人群。

目前较成熟的龋活性检测方法包括 Dentocult SM 试验,Dentocult LB 试验,Dentobuff Strip 试验和 Cariostat 试验。

1. Dentocult SM 试验

(1) 目的:观察唾液中变异链球菌数量(每毫升菌落形成单位 CFU/ml)来判断龋的活跃性。

(2) 材料:Dentocult SM 标准试剂盒,含有轻唾选择培养液的 5ml 带螺帽的培养试管,标准的塑胶附着板、杆菌肽纸片及石蜡。

(3) 操作流程:用附着板在受检者舌背上正反压拭 10 次,让受检者上、下唇轻抿去过多的唾液后,将附着板置于对变异链球菌有选择性的培养液中。经 37℃恒温培养 48 小时,取出附着板,观察变异链球菌菌落密集度,与标准图相比,确定所属度。0 度:$<1 \times 10^4$ CFU/ml;1 度:$1 \times 10^4 \sim 10^5$ CFU/ml;2 度:$1 \times 10^5 \sim 10^6$ CFU/ml;3 度:$>1 \times 10^6$ CFU/ml。3 度为高龋活跃性。

2. Dentocult LB 试验

(1) 目的:观察唾液中乳杆菌数量(CFU/ml)来判断龋活跃性。

(2) 材料:Dentocult LB 标准试剂盒,含乳杆菌选择固体培养基试板,带螺帽培养管。

(3) 操作流程:给受检者咀嚼特制蜡块 1 分钟,收集受检者流出的混合唾液 3~5ml 于试管内,将其徐徐倾注于培养基薄片。经 37℃恒温培养 4 天,取出薄片观察所附菌落密集程度,与标准图对比确定所属度。0 度:1×10^3 CFU/ml;1 度:1×10^4 CFU/ml;2 度:1×10^5 CFU/ml;3 度:1×10^6 CFU/ml。>1×10^5 CFU/ml 为高龋活跃性。

3. Dentobuff Strip 试验

(1) 目的:观察唾液缓冲能力来判断龋的活跃性。

(2) 材料:Dentobuff strip 标准试纸。

(3) 操作流程:给受检者咀嚼特制蜡块 1 分钟,将收集的混合唾液,随即吸 1 滴涂于测试纸黄色着色区,唾液必须充分覆盖该区。5 分钟后观察着色区变色状况,并与标准比色图对比,确定所属度数:黄色为 1 度,pH≤4.0;绿色为 2 度,pH4.5~5.5;深蓝色为 3 度,pH≥6.0。故唾液缓冲能力为 3 度最强,2 度其次,1 度最弱。

4. Cariostat 试验

(1) 目的:通过将龋齿形成生化过程在体外的再现,对口腔内致龋菌群的产酸能力进行测试,进而对被检对象的龋活跃性进行量化分级。

(2) 材料:Cariostat 标准化试剂盒,通常是含胰蛋白、蔗糖、氯化钠、溴甲酚紫及溴甲酚绿的液体培养管。以胰蛋白为氮源、蔗糖为碳源、溴甲酚为酸性显示剂,菌斑取样培养后通过肉眼观察试剂颜色的变化,从而对致龋菌群的生长及分解蔗糖的程度进行结果判定,进而判定机体对龋的敏感性。

(3) 操作流程:用标准无菌棉棒在受检者上颌磨牙颊侧近牙颈部和下颌前牙唇侧牙颈部分别擦拭 3~5 下,将棉棒放入试剂瓶内,在 37℃恒温箱内培养 48 小时后,参照标准色卡,据培养液的颜色变化读取检验结果,Cariostat 值可判断为 0 至 3,龋活跃性分为从安全区、注意区、危险区到高危险区等 4 个等级。临床医师依据检查结果制订个性化的龋病防治策略。

【注意事项】

1. 抗生素使用期间,深度结治,氟化氨银使用后,避免取样。

2. 读取结果后的试剂瓶按医疗垃圾分类处理。

3. 临床医师依据检查结果制订个性化的龋病防治策略,针对高龋活跃性个体采取包括健康教育、饮食指导、局部用氟等措施的实施。

十二、龋病风险评估

【概述】

龋病风险评估是通过对个体龋危险因素的综合分析,评估患龋风险,制订相应的防龋策略,为其提供合适的预防和治疗方法,达到阻止龋病发生和发展的目的。临床龋病管理包括龋病的预防、诊断及治疗,龋病风险评估是现代龋病管理的基础。

研究证实,基于独立的致龋菌、酸性产物或唾液生化等指标的单因素龋活跃性测试很难准确预测龋病的发生;纳入多个因素的龋病风险评估系统比用单个或几个危险因素的预测更为准确。目前较成熟、临床应用更多的龋风险评估系统为 Cariogram 系统,现将对其进行简单介绍。

【材料及器械选择】

Cariogram 龋风险评估系统的中文版软件通过互联网免费获取。评估前操作者按照系统操作手册准备好问卷、CPI 探针、Dentobuff 试剂盒、Dentocult SM 试剂盒、石蜡块等。

【适应证】

广泛适应用于口腔临床诊疗、口腔健康教育、低龄儿童健康体检、群体性龋病预防工作等众多领域,适应人群包括所有人群。

【操作步骤】

分别评估患者的患龋经历、相关疾病、饮食结构、饮食次数、牙菌斑量、变异链球菌水平、氟化物应用项目、唾液分泌率、唾液缓冲能力等因素,将相关数据资料依次输入 Cariogram 软件系统,由程序自动输出龋病风险评估结果。

1. 问卷调查 收集受检者的一般资料、既往龋病史、家族遗传病情况、相关系统性疾病及服用药物史、饮食结构和频率、口腔保健意识、过去 1 年的口腔健康状况和就医情况、氟化物口腔保健产品使用情况。

2. 龋齿检查 根据 WHO 标准,采用平面口镜和 CPI 探针在人工光源下,以视诊结合探诊的方式进行龋齿检查并记录。如果患者无龋齿,操作者应观察牙面脱矿白垩斑情况,依此判断其龋病历史,结果记入临床判断。

3. 牙菌斑量记录 通常使用 Silness-Loe 菌斑指数,根据牙面菌斑的厚度记分。

4. 唾液分泌率检测 受试者 10ml 生理盐水漱口后,咀嚼蜡片 1g、5 分钟,收集在此期间的唾液于一次性量杯中并读数。

5. 唾液缓冲能力检测 应用 Dentobuff 唾液检测试剂盒检测唾液缓冲能力。

6. 变异链球菌检测 应用 Dentocult SM 试剂盒检测舌背和牙面菌斑变异链球菌。

7. 龋危预测　根据 Cariogram 系统变量评分标准,对患者的龋病相关危险因素进行评分。数据录入后由程序自动输出龋病风险评估结果并以饼形图方式显示,其中"避免新龋可能性的百分比值"即 Cariogram 值(图 2-1)。Cariogram 值达到或者超过 75% 以上,则表示受检者龋风险低,当其他条件不变时,新的一年不会发生龋齿;当 Cariogram 值小于 25%,则表示高龋风险。

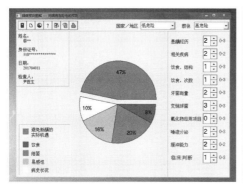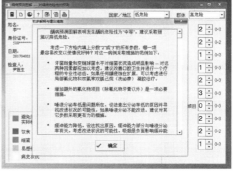

图 2-1　Cariogram 龋病风险评估系统界面及风险控制措施建议

8. 龋风险控制　依据不同龋风险水平以及相应龋危险因素,Cariogram 将给出预防措施建议。在此基础上,主治医师应给出全面系统的龋病风险控制和治疗措施(图 2-1)。

【注意事项】

目前,国内尚无完善的多因素龋病风险评估系统,能否将国外现有的龋病风险评估系统用于国内还有待进一步验证。当龋风险评估系统出现改进或者研发出适合国人的系统时,应该及时采用并更新。

(尹　伟　徐　欣　张　平　陈　娇)

第三章

龋　病

一、浅龋

【概述】

浅龋（superfacial caries）指发生在冠部釉质或根部牙骨质及始发于根部牙本质表层的龋损。临床一般无自觉症状，需常规检查方能发现。

【诊断要点】

1. 病史　患者通常无自觉症状，在口腔检查时发现，或自觉牙齿上有白垩色斑点或黑点。

2. 临床表现

（1）窝沟浅龋龋损部位色泽变黑，仔细检查可发现黑色色素沉着区下方呈白垩色改变，用探针检查时有粗糙感或能勾住探针尖端。

（2）平滑面浅龋早期呈白垩色点或白垩斑，随时间延长继续发展可呈黄褐色或褐色斑点，探诊有粗糙感。

（3）患者一般无主观症状，受到外界物理、化学刺激，如冷、热、酸、甜刺激亦无明显反应。

3. 影像学检查　𬌗翼片显示，龋损区因牙体硬组织脱矿可呈透射影像，位于釉质层，一些邻面的早期龋不易察觉，检查时亦难发现，可以通过 X 线片检查发现、确诊。有的早期龋在 X 线片上可无明显透射影。

4. 鉴别诊断

（1）与釉质发育不全鉴别，探诊时损害局部硬而光滑，病变呈对称性。

（2）与氟牙症鉴别，受损牙面呈白垩色至深褐色，患牙对称分布，地区流行状况是与浅龋鉴别的要点。

（3）釉质钙化不全鉴别，其表面光洁，白垩状可出现在牙面任何部位，浅龋有一定的好发部位。

【治疗原则与方案】

1. 对于尚未形成龋洞的患牙,可采用非手术治疗,如药物治疗、再矿化治疗或预防性树脂充填。

2. 对于已经形成龋洞的患牙,可去除腐质后采取充填治疗。

二、中龋

【概述】

中龋(medium caries)指龋病进展到牙本质浅层或中层,临床可形成龋洞,患者对冷、热、酸、甜刺激,可有酸痛或敏感。

【诊断要点】

1. 临床表现

(1)牙体形态改变:已形成龋洞,中等深度,超过釉牙本质界但尚未达牙本质深层,探针可探入。早期牙本质龋洞表面可能有无基釉(失去正常牙本质支持的釉质),临床中难以发现明显的龋洞,无基釉很薄弱,一旦崩裂或去除可暴露下方的龋损空腔。

(2)牙体色泽改变:龋坏牙本质呈现灰白、黄褐甚至深棕色。龋洞形成、暴露的时间越长,颜色越深。

(3)牙体质地改变:牙体硬组织硬度下降,探针探查有粗糙感,失去原有光泽度。病损区牙本质质地软化,用手工器械可去除。

(4)主观症状:对酸甜饮食敏感,过冷过热刺激也能产生酸痛,冷刺激尤甚,刺激去除后症状即刻消失。因个体差异,有的患者也可完全没有主观症状。

2. 影像学检查 𬌗翼片显示,龋损区因牙体硬组织脱矿呈透射影像,已超过釉牙本质界进入牙本质浅层或中层。

【治疗原则与方案】

在保护牙髓、尽量保留健康牙体组织的前提下,采用手术方法去尽龋坏组织,充填修复组织缺损。

三、深龋

【概述】

深龋(deep caries)是按龋病损害的程度进行分类中的一种,是指龋病进展到牙本质深层的一种龋坏。临床中可见较深的龋洞,易被探查到。但位于邻面的深龋洞以及有些隐匿性龋洞,外观仅略有色泽改变,洞口很小而病变进展很深,临床较难发现,需结合病史、症状全面检查。

【诊断要点】

1. 临床表现　患者对各种刺激如冷、热和化学刺激较敏感,若深龋洞洞口开放,则常有食物嵌入洞中,食物压迫牙髓致其内部压力增加,产生疼痛,无自发痛史。

2. 临床检查

(1) 视诊:临床中可见很深龋洞;

(2) 探诊:探针可探查洞底在牙本质深层,探之敏感或疼痛;

(3) 叩诊:反应同正常对照牙;

(4) 冷、热诊:冷热刺激入龋洞时会引起疼痛,刺激去除后症状消失;而用冰棒测深龋患牙的正常牙面时,其反应与对照牙相同。

3. 影像学检查　𬌗翼片显示,龋坏处可见牙体组织低密度影像,靠近牙髓。

【鉴别诊断要点】

(1) 可复性牙髓炎:可复性牙髓炎患牙冷敏感显著,牙面及洞内均敏感,除去刺激后疼痛短暂持续;深龋患牙冷刺激检查反应同正常对照牙,仅当冷、热刺激进入深龋洞内才出现疼痛反应。

(2) 慢性闭锁性牙髓炎:慢性闭锁性牙髓炎患者可有自发痛,叩痛不明显或稍有叩痛,温度测试时有激发痛,刺激去除后仍有持续性痛,热刺激可引起迟缓痛,探诊洞底可感觉迟钝,去腐质后多有穿髓孔;深龋患牙对温度测试的反应与对照牙相同,只是当温度刺激进入洞内才出现敏感症状,探诊洞底敏感,除去腐质后无穿髓孔。

【治疗原则与方案】

1. 停止龋病发展,促进牙髓的防御性反应。

2. 保护牙髓。

3. 正确判断牙髓状况。

【临床路径】

1. 询问病史　注意询问患者口腔卫生习惯及食物嵌塞情况,以帮助发现隐匿的邻面龋损,还需注意询问患者有无自发痛史,以与不可复性牙髓炎鉴别。

2. 口腔检查　龋洞较深,洞内多有食物嵌塞,去除嵌塞食物及软龋后未探及穿髓点。

3. 辅助检查 殆翼片检查有利于发现邻面等隐蔽部位的龋损,以及对龋坏组织与牙髓之间的关系有较清晰的认识,从而可有效防止在去龋过程中的意外穿髓。

4. 处理 在排除了不可复性牙髓炎和牙髓穿孔的情况下,根据患牙牙髓是否充血和软龋能否去净采取不同的治疗方法,如直接垫底充填、安抚治疗、间接盖髓术等。

5. 预防 注意口腔卫生,定期口腔检查,及时治疗早期龋损。

四、继发龋

【概述】

继发龋(secondary caries)为龋病经充填治疗后,发生在充填体 - 牙体组织界面上的龋坏。根据发生部位的不同,可分为洞缘继发龋和洞壁(含洞底)继发龋。洞缘继发龋是由于洞形制备不当、充填体收缩引起边缘与牙体组织形成微渗漏,或由充填物或周围牙体折裂形成菌斑滞留区导致。洞壁继发龋多因充填治疗前未除净龋坏组织,使菌斑的酸性产物继续渗入洞壁的微隙发展形成。

【诊断要点】

1. 病史 有龋病充填治疗史,可伴有充填物或牙体折裂史、充填物松动史,甚至充填物脱落史。

2. 临床表现

(1)继发龋实为发生在充填体边缘的原发性龋坏,其临床表现也具有原发性龋损的特征,如黑褐色改变、病变牙本质变软甚至龋洞出现,有时可见充填物或牙体折裂、充填物松动或充填物脱落。

(2)病损好发于Ⅰ类洞和Ⅱ类洞的龈壁,较少见于殆面。

(3)由于病损常发生于邻面龈缘或充填物底壁,位置较为隐蔽,常需借助X线片辅助诊断。

3. 影像学检查 殆翼片显示,充填物边缘窝洞的牙体组织形成低密度窄缝,边缘多不光滑。当发生在充填物底部时,其低密度影需与垫底材料相鉴别,后者多边缘锐利、与正常组织分界明显。

【鉴别诊断要点】

继发龋应与充填体边缘染色相鉴别。充填体边缘染色为充填体边缘牙体的线状染色,常见于𬌗面。而继发龋为充填体边缘的原发性龋坏,常具有典型的"色、形、质"改变。

【治疗原则与方案】

1. 当龋损范围较浅且范围局限时,去净龋坏后可尝试在原树脂充填体基础上进行修补。

2. 当病变范围较大、程度深时,应去除原有充填体并去净龋坏后,重修洞形,尽量选择性能稳定、收缩性小的修复材料,以减少边缘微隙和微漏。严格消毒隔湿后,分层充填树脂固化修复窝洞。

3. 当患者合并口干症、头颈部肿瘤经放射治疗后等高龋风险因素时,可使用含氟充填材料,并针对病因给予人工唾液和局部应用氟化物等口腔综合预防措施。

4. 定期随访检查充填体情况及口腔卫生情况。

【临床路径】

1. 询问病史 注意询问有无高龋风险因素,如口干症等。

2. 口腔检查 视诊和探诊可发现充填体周围牙体出现典型"色、形、质"改变。

3. 辅助检查 𬌗翼片检查有利于发现邻面及龈缘等隐蔽部位的继发龋。

4. 处理 根据龋损的范围及程度,可选择在原有充填体基础上做修补或直接去除原充填体重新充填。

5. 预防 口腔卫生宣教,定期随访。

五、猛性龋

【概述】

猛性龋(rampant caries)又称为猖獗龋,是急性龋中的一种,起病急骤,发展迅速,表现为短时间内患者多数牙、多数牙面甚至牙尖、唇侧或舌侧光滑面等不易患龋的部位均受到龋病侵袭,迅速形成龋洞。常见于头颈部接受放疗后的患者、口干症及免疫系统缺陷患者,以及嗜好碳酸饮料者。

【诊断要点】

1. 病史 有头颈部肿瘤放射治疗史、口干症或免疫系统缺陷史,或大量碳酸饮料摄入史,且未及时治疗或口腔清洁保健。

2. 临床表现

(1) 多数牙短期内同时发生不同程度急性龋,患龋牙数往往大于10。

（2）病损范围较广,常累及不易患龋的部位,如前牙唇舌侧光滑面、牙尖,进展迅速。

（3）病损区硬组织高度软化,颜色较浅呈浅棕色,质地较软且湿润,易于挖除。

（4）充填修复后易发生继发龋。

3. 影像学检查　𬌗翼片及根尖片显示,口内多颗牙受到侵袭,出现牙体组织密度减低影,可深可浅,甚至有些深龋已经穿髓或引起根尖周感染,进而出现了根尖周暗影。

【治疗原则与方案】

1. 首先查明病因,针对病因治疗。对口干症及头颈部肿瘤经放射治疗后的患者,可给予人工唾液,并采取口腔综合预防措施。戒除摄入碳酸饮料过多等不良饮食习惯。

2. 对患牙去除腐质后,采用可释放氟离子的材料(如玻璃离子水门汀)进行修复。

3. 可采用辅助性治疗方法,如再矿化治疗等。

4. 待患者口腔活跃性龋控制后,再行永久性充填修复治疗。

5. 纳入高风险龋病管理方案,定期随访治疗管理。

【临床路径】

1. 询问病史　注意询问有无头颈部放疗史、唾液分泌量的改变、口腔卫生清洁习惯及碳酸饮料摄入情况。

2. 口腔检查　龋损数量多、范围广,探针探查发现龋坏牙本质高度软化,边界不清。

3. 辅助检查　𬌗翼片检查有利于发现邻面等隐蔽部位的龋损。菌斑染色有助于显示患者的口腔卫生状况及牙菌斑情况。

4. 处理　根据龋损的不同程度,采用过渡性的玻璃离子充填修复,以及再矿化治疗。新发龋控制及龋病风险程度降低后,再行永久性修复。

5. 预防　对患者进行健康教育,做好口腔综合预防措施,戒除不良习惯,定期严密口腔检查,及时治疗早期龋损。

六、静止龋

【概述】

静止龋(arrested caries)指在龋病发展过程中,由于环境条件的改变,使原来的牙面隐蔽区成了暴露于口腔的开放区,细菌及食物碎屑都易于被清理干净,从而失去了代谢产酸的条件,龋病不再发展,称为静止龋。

【诊断要点】

1. 病史 患者可有缺牙或拔牙病史,或自觉有龋坏病史,无明显自发痛病史。

2. 临床表现

(1) 患者通常无明显冷热敏感或自发痛病史,可有缺牙或拔牙病史。

(2) 视诊可见表面呈褐色或深棕黑色斑块,探诊光滑而坚硬,叩诊无明显不适。

(3) 常见于原来已发生的龋损,早期釉质龋可因再矿化作用而恢复,牙本质𬌗面龋在咀嚼过程中失去软化牙本质或通过再矿化使得表层变硬。

(4) 可见于邻牙被拔除后的邻面釉质龋。

(5) 乳牙𬌗面大面积浅碟状龋,四壁的无基釉失去后,龋坏的牙本质暴露被磨损,表层呈现深棕黑色。

3. 影像学检查 𬌗翼片显示,釉质局部脱矿区透射影像。

4. 鉴别诊断 与浅龋鉴别,静止龋通常位于口腔开放区,易于清理,不再继续发展的龋坏,浅龋可持续发展,色泽由浅变深,质地由硬变软,病损由小变大。

【治疗原则与方案】

1. 以非手术治疗为主,包括药物疗法和再矿化疗法。

2. 定期随访。

【临床路径】

1. 询问病史 主要询问患牙有无环境改变,如邻牙缺失等。

2. 口腔检查 视诊多为褐色斑块,探诊光滑坚硬,常由于邻牙缺失或牙体缺损使龋坏部位易于清洁。

3. 辅助检查 𬌗翼片检查通常为釉质局部脱矿区透射影像。

4. 处理 以非手术治疗为主,包括药物疗法和再矿化疗法。

5. 预防 做好口腔综合预防措施,定期复查,发现龋坏进展及时治疗。

七、根面龋

【概述】

根面龋(root caries)是指发生在老年人牙根面或釉牙骨质界处的龋损,一般先发生于牙骨质,龋坏发展可累及牙本质。主要发生于牙龈退缩、牙根暴露的牙齿。

【诊断要点】

1. 临床表现

(1) 发生部位:多发生于牙龈退缩、牙根暴露的牙齿,一般发生在釉牙骨质界及其下方,可完全位于牙根面;也可骑跨釉牙骨质界,部分位于牙根面,部分位于冠部。

(2) 形态特点:①浅碟状龋损在牙根表面出现浅棕色或褐色边界不清的浅碟状龋坏。龋损进一步发展,可侵入牙本质,向根尖方向发展,一般不向冠方发展侵入釉质,可在颈部釉质下潜行发展形成无基釉,严重者破坏牙本质深层,造成根部牙体硬组织缺损,使牙齿抗力下降,在咬合压力作用下可导致牙齿折断。②环状龋损常发生在釉牙骨质界有断带、牙本质直接暴露的牙齿,其损害沿牙齿边缘呈环状扩展,可环绕整个根面。

(3) 主观症状:根面龋多为浅而广的龋损,早期时不影响牙髓,疼痛反应轻,患者可无自觉症状。病变进展接近牙髓时,患者对冷、热、酸、甜等刺激产生激发痛。

2. 临床检查

(1) 视诊:观察暴露的牙根部有无浅棕色、黑色改变,有无龋洞形成。

(2) 探诊:用探针探查根面有无粗糙、钩挂或进入的感觉,被探面是否质地变软,探查时患者是否感到酸痛或敏感,同时可探查龋坏范围、深度、有无穿髓孔等。

(3) 温度测试:对可疑根面龋,尤其是在隐蔽不易探查到的部位,可采用冷、热水刺激试验进行检查。

3. 影像学检查　殆翼片显示,视诊、探诊及温度刺激试验均不易发现和探查的部位,龋损在 X 线片上呈透射影像。

【治疗原则与方案】

1. 保守治疗　在龋坏部位,先用器械去除菌斑及软垢,再用砂石尖磨光后用药物(如含氟制剂或再矿化液)处理患处。

适应证:①根龋的深度限于牙骨质或牙本质浅层,呈平坦而浅的龋洞;②龋坏部位易于清洁或自洁;③龋洞洞壁质地较硬,颜色较深,呈慢性或静止状态时。

2. 充填治疗　去净龋坏牙体组织、制备合适的洞形、充填合适的材料。

适应证:①浅龋可用药物疗法、再矿化疗法或做充填术;②中龋应做充填术,如牙冠破坏大,固位力差,可根据病情以嵌体修复;③深龋接近牙髓,有牙髓充血症状的要先做安抚治疗,待症状消失后再做充填术;④龋病并发牙髓病和根尖周病的患牙,必须先做牙髓治疗和根尖周围治疗后再做充填术;⑤继发龋原则上应去除原充填物,再按浅龋、中龋、深龋治疗原则处理,如果不影响抗力形和固位形,也可在继发龋处做充填治疗。

【临床路径】

1. 询问病史 有何主观症状,有无自发疼痛史。

2. 口腔检查 包括视诊、探诊、温度刺激试验。

3. 辅助检查 视诊、探诊及温度刺激试验均不易发现和探查的部位,龋损在 X 线片上显示透射影像。

4. 制订治疗方案,向患者及其监护人交代治疗流程。

5. 处理 根据龋损的不同程度,采用保守治疗或充填修复治疗。若龋坏已累及牙髓,则应行根管治疗或其他方案。

6. 医嘱 做好口腔综合预防措施,戒除不良习惯,定期严密口腔检查,及时治疗早期龋损。

(程 磊 吴红崑 杜 玮)

第四章

发育性牙体疾病

一、氟牙症

【概述】

氟牙症（dental fluorosis）又称氟斑牙或斑釉（mottled enamel），系牙齿发育时期人体摄入氟量过高所引起的釉质发育不全，主要表现为釉质发育不良及表层釉质呈多孔性。氟牙症具有地区性分布特点，为慢性氟中毒早期最常见且突出的症状。氟中毒关系到人民健康，严重者同时患氟骨症，应引起高度重视。

【诊断要点】

1. 病史　有在高氟区的生活史。

2. 临床表现

（1）氟牙症临床表现的特点是在同一时期萌出牙的釉质上有白垩色到褐色的斑块，严重者还并发釉质的实质缺损。临床中常按其严重程度而分为白垩型（轻度）、着色型（中度）和缺损型（重度）3种类型。

（2）多见于恒牙，发生在乳牙者甚少，程度亦较轻。

（3）对摩擦的耐受性差，但对酸蚀的抵抗力强。

（4）严重的慢性氟中毒患者，可有骨骼的增殖性变化，骨膜、韧带等均可钙化，从而产生腰、腿和全身关节症状。

【鉴别诊断要点】

主要应与釉质发育不全相鉴别。

（1）釉质发育不全白垩色斑的边缘比较明确，而且其纹线与釉质的生长发育线相平行吻合；氟牙症为长期性的损伤，故其斑块呈散在的云雾状，边界不明确，并与生长发育线不吻合。

（2）釉质发育不全可发生在单颗牙或一组牙；而氟牙症发生在同一萌出时

期的多数牙,尤以上颌前牙多见。

(3) 氟牙症患者有在高氟区的生活史。

【治疗原则与方案】

1. 在高氟区,可采用活性矾土或活性炭去除水中过量的氟。

2. 对已形成釉质病损的氟牙症可用漂白、磨除;有实质性缺损时则可应用复合树脂修复及冠修复等方法处理。

【临床路径】

1. 询问病史　注意询问有无高氟区生活史。

2. 口腔检查　同一时期萌出牙的釉质上有白垩色到褐色的斑块,严重者还并发釉质的实质缺损。

3. 处理　根据氟牙症釉质病损的不同程度,采用美白、磨除、复合树脂修复以及冠修复等方法处理。

(1) 白垩型(轻度):可采用微打磨法、渗透树脂修复、复合树脂美学修复、瓷贴面修复。

(2) 着色型(中度):可采用微打磨法、外漂白法、复合树脂美学修复、瓷贴面修复。

(3) 缺损型(重度):可采用树脂美学修复、瓷贴面修复、冠修复。

4. 预防　选择新的含氟量适宜的水源,或应用活性矾土或活性炭去除水源中过量的氟。

二、四环素牙

【概述】

在牙发育矿化期,服用的四环素族药物被结合到牙体组织内引起的牙着色称四环素牙(tetracycline stained teeth)。目前,随着四环素类药物使用的减少,这类疾病的发病已逐渐减少。

【诊断要点】

1. 病史　母体妊娠期或哺乳期有使用四环素类药物史,或小儿 8 岁以前有使用四环素类药物史。

2. 临床表现

(1) 四环素着色可发生于乳牙和恒牙,乳牙着色较恒牙更为严重。

(2) 四环素着色过程缓慢,可由浅黄逐步过渡到棕褐色至灰黑色。

(3) 阳光可促进着色进程,故切牙最先变色,前牙比后牙着色明显。

(4) 着色程度与使用药物的疗程及剂量呈正相关。

(5) 四环素对牙的影响主要是着色,有时也合并釉质发育不全。

(6) 根据四环素牙的形成阶段、着色程度和范围,四环素牙分为四个阶段:

第一阶段(轻度四环素着色):整个牙齿呈现黄色或灰色,且分布均匀,没有带状着色。

第二阶段(中度四环素着色):牙着色的颜色由棕黄色至黑灰色。

第三阶段(重度四环素着色):牙齿表面可见明显带状着色,颜色呈黄灰色或黑色。

第四阶段(极重度四环素牙):牙表面着色深,严重者可呈灰褐色,任何漂白治疗无效。

【治疗原则与方案】

1. 妊娠期和哺乳期妇女以及 8 岁以下小儿不宜使用四环素类药物。

2. 着色牙可通过漂白、光固化复合树脂修复或冠修复等方法进行治疗。

【临床路径】

1. 询问病史 注意询问母亲妊娠期或哺乳期有无使用四环素类药物史,小儿 8 岁以前有无使用四环素类药物史。

2. 口腔检查 全口牙着色由浅黄色,棕褐色至黑灰色。严重时可有带状着色,有时也可合并釉质发育不全。

3. 处理 根据牙着色的不同程度,采用漂白,光固化复合树脂修复或冠修复等方法进行治疗。

(1) 轻度四环素着色:可采用外漂白法(诊室漂白、家庭式漂白,或两者联合)。

(2) 中度四环素着色:外漂白法、复合树脂美学修复、瓷贴面修复。

(3) 重度四环素着色:复合树脂美学修复、瓷贴面修复、冠修复。

(4) 极重度四环素着色:瓷贴面修复、冠修复。

4. 预防 为防止四环素牙的发生,妊娠期和哺乳期妇女以及 8 岁以下小儿不宜使用四环素类药物。

(万 冕)

三、釉质发育不全

【概述】

釉质发育不全(enamel hypoplasia)是牙齿在生长发育过程中,局部或全身因素的影响导致釉质发育发生障碍所产生的釉质结构缺陷。一般分为发育不全与矿化不全两种类型,前者系釉质基质形成障碍所致,常有釉质的实质缺损;后者为基质形成正常而钙化不全,一般无实质缺损。在釉质发育过程中,严重的营养障碍、感染性疾病、内分泌失调、局部因素、遗传因素及母体孕期疾病等均可干扰釉质发育导致釉质结构异常。

【诊断要点】

1. 病史

(1) 母体孕期患风疹、毒血症等。

(2) 患者 6 岁以前有严重营养障碍或全身疾病,如维生素、钙、磷缺乏,麻疹,水痘,猩红热,内分泌失调,先天性代谢疾病等。

(3) 局部因素,如乳牙根尖周严重感染或乳牙外伤累及恒牙胚。

2. 临床表现

(1) 临床中主要表现为釉质表面的颜色和结构发生改变。根据累及牙病损的程度可分为轻、中、重三度。

1) 轻度:仅有色泽和透明度的改变,在釉质表面出现不透明的白垩色或黄褐色横条,釉质形态基本完整,无实质性缺损。

2) 中度:釉质表面除色泽改变外,还存在形状、大小、数量不一的点、窝或带沟状缺损,缺损部位光滑、质地坚硬,可伴有色素沉积。

3) 重度:牙冠失去正常形态,釉质呈蜂窝状缺损或完全无釉质导致牙本质外露,前牙切缘变薄,后牙牙尖缺损或消失。

(2) 致病因素不同,累及牙位不同。局部因素造成的釉质发育不全表现为仅累及单一恒牙;全身因素造成的釉质发育不全表现为累及同一时期所有正在发育的牙齿,受累牙常呈对称分布。根据累及牙位可以推断发病时间。

3. 影像学检查 根尖 X 线片显示牙冠部密度减低不均匀,牙冠磨耗变短小。

【鉴别诊断要点】

(1) 氟牙症

1) 病变形状:釉质发育不全白垩色斑的周界比较清楚,其纹线与釉质的生长发育线相吻合;氟牙症白垩色斑呈散在的云雾状,周界不清楚,并与生长发育线不相吻合。

2) 发生牙位:釉质发育不全可发生在一组牙或单颗牙;氟牙症发生在多数牙,由以上颌前牙多见。

3) 病史:氟牙症患者有在高氟区的生活史,而釉质发育不全患者婴幼儿时期多患有严重的营养障碍和全身疾病等。

（2）龋病

1）发生牙位：釉质发育不全常同时出现在牙胚发育时期相同的一组牙上，有对称分布的特点；龋病无此特征。

2）病变质地：釉质发育不全病变缺损的部位光滑、质地坚硬；龋病缺损部位的质地较软。

【治疗原则与方案】

根据釉质发育不全的严重程度和患者的美观要求决定治疗方案。

（1）无实质性釉质缺损：一般不处理。

（2）有釉质缺损而冠外形无明显改变：可采用复合树脂粘接技术修复缺损。患者美观要求较高者，可进行贴面、烤瓷冠等美容修复。

（3）釉质明显缺损导致冠外形异常：可采用贴面、烤瓷冠进行修复，恢复牙齿正常形态。

【临床路径】

1. 询问病史　注意询问婴幼儿时期有无严重的营养障碍、内分泌失调、感染性疾病，乳牙根尖有无反复感染，母亲孕期有无全身疾病，有无家族遗传史等情况。

2. 口腔检查　应重点检查釉质的量、质地和色泽变化，观察釉质表面是否有白垩色或黄褐色条纹，釉质是否有缺损以及缺损的形态、范围和质地等。

3. 处理　对有釉质缺损而牙冠外形无明显改变者采用复合树脂粘接技术修复缺损；对釉质明显缺损导致牙冠外形异常者可采用贴面、烤瓷冠进行修复。

4. 预防　应加强母婴疾病的预防，注意母体和儿童的营养和健康，定期进行口腔检查，早期发现和早期干预是预防疾病发展的重要手段。

（李　彩）

四、遗传性牙本质发育不全

【概述】

遗传性牙本质发育不全最常见为遗传性乳光牙本质（hereditary opalescent dentin），表现为可遗传性的牙本质发育障碍，乳牙、恒牙均可受累，但无全身性病变。其是一类常染色体显性遗传病，基因异常定位于染色体 4q12，与编码牙本质磷蛋白（dentin phosphoprotein，DPP）、牙本质涎蛋白（dentin sialoprotein，

DSP）的 DSPP 基因不同位点的突变有关。

【诊断要点】

1. 病史　同一家族曾出现过类似的牙症状，为常染色体显性遗传病。

2. 临床表现

（1）乳牙列、恒牙列均会广泛受累，乳牙受累较恒牙严重。

（2）萌出时，牙外形正常，牙面呈乳光的琥珀样外观。

（3）大部分病例釉质正常，但釉质易于剥脱，牙本质暴露后可见明显的磨耗。

（4）牙根细短，髓腔和根管部分封闭或完全阻塞，常可见根尖周炎症和根折。

3. 影像学检查　根尖 X 线片显示，牙冠短平，牙根细短，根管、牙髓腔部分封闭或完全消失。

【鉴别诊断要点】

与釉质发育不全相鉴别。

（1）发病机制：釉质发育不全与釉质发育相关基因的异常有关，可为常染色体显性或常染色体隐性遗传病，偶见 X 染色体相关型；牙本质发育不全与 DSPP 不同位点的突变有关，为常染色体显性遗传病。

（2）临床表现：釉质发育不全主要表现为釉质不同程度的异常着色和结构缺陷；牙本质发育不全也可出现釉质的磨耗和脱落，但是常伴随髓腔及牙根的发育异常。

【治疗原则与方案】

1. 根据患者年龄、疾病严重程度及患者的诉求制订不同的治疗方案。主要原则是去除感染和疼痛，保护后牙防止磨耗，恢复美观和咬合。

2. 大多数磨耗严重的病例可出现牙髓和根尖周炎症，应首先控制感染。由于牙髓腔的部分封闭或阻塞，根尖周感染可考虑行显微根尖手术以保留患牙。

3. 乳牙列时期可行冠修复保护后牙防止磨耗，维持正常咬合及垂直距离；前牙可选用树脂修复维护美观。若就诊时磨耗严重，可考虑控制感染后行覆盖义齿，以恢复覆面下 1/3 的垂直高度。

4. 恒牙列时期应随时随访观察牙萌出和磨耗情况，新萌出牙可考虑行殆面高嵌体，磨耗牙在控制感染后可行冠修复，以预备最小面积为原则。牙齿缺失可考虑行修复治疗或种植牙。

【临床路径】

1. 询问病史　注意询问患牙出现症状的时间、症状；若为恒牙列，其乳牙列时期是否出现过类似症状；家族其他成员是否有类似疾病等情况。

2. 口腔检查　重点检查累及的牙列及牙数，牙色的改变，牙齿磨耗，牙齿动度，牙的早失、脓肿形成等。

3. 辅助检查　根尖 X 线片显示，牙根细短，根管、髓腔部分封闭或完全消失。

4. 处理　以去除感染和疼痛，保护后牙防止磨耗，恢复美观和咬合为原则。结合患者年龄、疾病程度和诉求，联合牙体牙髓治疗、修复治疗和种植治疗制订综合方案。

5. 预防　依据家族史，早期发现和早期干预治疗是预防疾病发展的重要手段。

五、先天性梅毒牙

【概述】

先天性梅毒牙（congenital syphilitic teeth）是由于妊娠期母体传播梅毒螺旋体（treponema pallidum）感染胎儿的牙胚，导致的特征性牙齿发育不全的改变。主要累及恒切牙和第一恒磨牙。10%~30% 的先天性梅毒患者有梅毒牙的表征。

【诊断要点】

1. 病史

（1）妊娠时母亲为梅毒感染患者。

（2）患者全身可相继出现多种梅毒感染症状，其中间质性结膜炎、神经性耳聋和哈钦森牙构成晚期先天性梅毒的三联征。

2. 临床表现

（1）半月形切牙：亦称哈钦森牙（Hutchinson teeth），常见于上颌中切牙。切牙的切缘比牙颈部狭窄，切牙之间有较大空隙；切缘中央有半月形凹陷或深裂隙（crescentic notch），有时因磨耗而不明显。

（2）桑葚状磨牙（mulberry molars）：为第一恒磨牙病变，牙尖表面粗糙，釉质呈多个不规则的小结节和坑窝凹陷，散在于近𬌗面，呈桑葚状。牙尖向中央凑拢，咬合面直径小于牙颈部直径。

（3）蕾状磨牙（bud teeth，Moon teeth）：为上下颌第一恒磨牙病变，牙形态小而呈圆顶状,近中面观牙尖向中央聚拢,如花蕾。但冠部无沟隙或缺损环绕,除了外形畸形外,牙齿表面光滑。

3. 临床检查　血清学检查梅毒螺旋体阳性,康氏反应阳性。

【治疗原则与方案】

1. 未治愈的梅毒患者不宜进行妊娠,一般认为孕妇梅毒病期越早,对胎儿感染的机会越大。

2. 若患有梅毒感染的母体发生妊娠,治疗宜尽早开始。目前青霉素和红霉素是临床治疗梅毒孕妇的常用药物,属于妊娠 B 类药物(即在动物生殖实验中并未显示对胎儿的危害,但在人类的安全性方面缺乏对照研究)。有研究显示,若在妊娠后 4 个月内用抗生素治疗,95% 的婴儿可避免得先天性梅毒。

3. 若已出现先天性梅毒牙,可采用冠修复或树脂修复方案恢复牙体美观和功能。

【临床路径】

1. 询问病史

(1) 收集母亲的病毒感染病史和治疗史,了解病毒感染的时期和强度。

(2) 收集患儿的先天性梅毒系统症状,评估梅毒感染的严重程度。

2. 口腔检查　观察到半月形切牙、桑葚状磨牙或蕾状磨牙表现。

3. 辅助检查　血清学检查梅毒螺旋体阳性,康氏反应阳性。

4. 处理

(1) 仍处于妊娠期孕妇根据感染病程和怀孕周期行抗梅毒治疗。

(2) 对于已出现先天性梅毒牙的患儿采取冠修复或树脂修复方案。

5. 预防　主要针对母亲梅毒感染的治疗;未治愈的梅毒感染母亲不宜进行妊娠;妊娠期感染的母亲宜尽早行抗生素治疗。

六、畸形中央尖

【概述】

畸形中央尖(central cusp deformity),系发生在恒前磨牙或磨牙的牙外突(dens evaginatus),指在恒前磨牙的中央沟或磨牙的颊尖舌侧嵴上的牙尖样突起。常为对称性发生。由于𬌗面的磨损,常造成突起内的牙髓暴露,导致年轻人非龋病所致的牙髓及根尖周病。白种人罕见,亚洲人较多见,可高达15%。病因不明,为牙胚发育时期牙乳头组织向成釉器突起,形成的异常牙尖结构。

【诊断要点】

1. 病史　常为年轻患者,以牙髓及根尖周病症状就诊,可伴随或不伴随龋病及牙周病变。

2. 临床表现

(1) 最常见于下颌第二前磨牙,偶见于上颌前磨牙或上下颌磨牙。

(2) 一般位于𬌗面中央窝,也可出现在颊嵴、舌嵴、近中窝和远中窝。

(3) 形态可为圆锥形、圆柱形、半球形等,高度 1~3mm。

(4) 半数中央尖有髓角深入。中央尖折断或被磨损后,临床表现为圆形或椭圆形黑环,中央有浅黄色或褐色的牙本质轴,在轴中央有时可见黑色小点,即髓角,但在此处使用极细的探针也不能探入。

(5) 圆锥形中央尖可在萌出后与对颌牙接触即遭折断,使牙髓感染坏死,影响根尖的继续发育,导致根尖呈喇叭形。

(6) 有一些中央尖逐渐磨损形成修复性牙本质,或属于无髓角伸入型,这类牙的牙根可发育完善。

3. 影像学检查　根尖 X 线片显示,新萌出的牙𬌗面中央窝处有一突出的小牙尖,投照时如与舌尖重叠则表现为舌尖粗大。如中央尖未穿破,牙髓没有感染,则根尖可正常形成。大多数中央尖发生磨耗,牙根短,髓腔粗大,根尖孔扩大呈喇叭形,常伴根尖区暗影。

【鉴别诊断要点】

(1) 畸形舌侧尖(lingual cusp deformity)

1) 发生牙位:亦称前牙的牙外突,主要发生在上颌恒侧切牙和恒中切牙。

2) 病变表现:牙舌面的牙尖突起,形成似鹰爪样的三尖样结构(talon cusp)。

(2) 牙内陷(dens invaginatus)

1) 发生牙位:牙内陷常见于上颌侧切牙,偶发于上颌中切牙或尖牙。

2) 病变表现:根据牙内陷的深浅程度及形态变异,主要表现为牙冠及牙根的结构凹陷,继而导致龋病、牙髓及根尖周病、牙周病的发生。

【治疗原则与方案】

1. 对圆钝而无妨碍的中央尖可不行处理。

2. 尖而长的中央尖容易折断或磨损而露髓。若中央尖尚未磨耗,可在麻醉和严格的消毒下,行一次磨除,然后制备洞形,按常规行盖髓治疗。另外一种方法是在适当调整对颌牙的同时,多次少量调磨此尖,可在髓角处形成足够的修复性牙本质而免于露髓。

3. 中央尖已折断形成牙髓或根尖周病变时,若牙根发育较为完全且根尖孔闭合,则常规行根管治疗;若牙根发育未完全且根尖孔未闭合,可采用根尖诱导形成术。

【临床路径】

1. 询问病史　常为年轻患者,以牙髓及根尖周病症状就诊,可伴随或不伴随龋病及牙周病变。

2. 口腔检查

(1) 牙齿形态检查:前磨牙或磨牙𬌗面中央有异常的牙尖突起,突起磨耗后可见圆形或椭圆形黑环,中央可见牙本质轴和黑色髓角。常对称性发生。

(2) 牙髓测试显示牙髓炎或牙髓坏死。

3. 辅助检查　根尖 X 线片显示,𬌗面异常的牙尖突起;磨耗后暴露牙髓的患牙牙根短,髓腔粗大,根尖孔扩大呈喇叭形,常伴根尖区暗影。

4. 处理

(1) 若中央尖未发生磨耗,根据中央尖的形态,可行多次少量磨除法或一次磨除盖髓治疗法。

(2) 若中央尖已折断或磨耗导致牙髓及根尖周病,根据牙根发育是否完全,行根管治疗或根尖诱导形成术。

5. 预防　早期发现,早期干预治疗,尽量避免因牙尖磨耗导致的牙髓及根尖周病变和牙根发育不全。

(周雅川)

七、牙内陷

【概述】

牙内陷(dens invaginatus)是牙胚发育时期,成釉器过度卷叠或局部过度增殖,深入到牙乳头中所形成的发育畸形。根据牙内陷的深浅程度及其形态变异,临床中可分为畸形舌侧窝、畸形根面沟、畸形舌侧尖、牙中牙。

【诊断要点】

1. 病史　患者常因龋病、牙髓及根尖周病、牙周病等症状就诊。

2. 临床表现

(1) 牙内陷常发生于上颌侧切牙,呈对称性,偶可发生于上颌中切牙或尖牙。

（2）畸形舌侧窝患牙舌侧窝呈囊状深陷，窝内多有色素沉积，可继发龋齿，引起牙髓感染、坏死及根尖周病变。

（3）畸形根面沟可见一条纵行沟裂由舌侧窝越过舌隆突向根方延伸，严重者可达根尖部将牙根分裂为二。畸形根面沟使龈沟底封闭不良，形成骨下袋，常导致牙周组织破坏，引起牙周病变。

（4）畸形舌侧尖除舌侧窝内陷外，舌隆突呈圆锥形突起，形成一小牙尖，牙髓组织亦随之进入舌侧尖内形成纤细髓角，常因磨损或折断而继发牙髓及根尖周病。

（5）牙中牙的牙冠呈圆锥形，无正常牙齿的解剖形态特点，且较其固有形态稍大。

3. 影像学检查　根尖 X 线片显示牙体形态异常。舌隆突突起形成与牙冠重叠的密度增高的小牙尖，为畸形舌侧尖；舌侧窝出现一透射的纵行裂沟将舌隆突一分为二并向根方延伸，为畸形根面沟；牙中央出现一类似小牙的结构与患牙重叠，小牙周围有低密度影像，为牙中牙。

【治疗原则与方案】

早期发现和准确诊断将影响临床治疗方法的选择和预后。牙内陷的治疗应根据其分类及牙髓牙周是否遭受感染而定。

1. 无牙髓病症状的畸形舌侧窝，可在去除窝内食物残渣或软化组织后进行预防性窝沟封闭和树脂充填治疗。

2. 对圆钝而无妨碍的畸形舌侧尖可不做处理；对尖而长的畸形舌侧尖，若尖尚未磨耗可在麻醉和消毒下行一次磨除后盖髓治疗，或在适当调整对颌牙的同时，多次少量调磨此尖，在髓角处形成足够的修复性牙本质而免于露髓。

3. 畸形根面沟引起牙周炎时应做牙周治疗，可行翻瓣术暴露根面，磨除根面沟或制备固位形修复根面沟。若裂沟已达根尖部且引发重度牙周炎时，应予拔除。

4. 已伴发牙髓炎或根尖周炎的牙内陷，应根据情况选择做间接盖髓治疗、牙髓血管再生治疗、根尖诱导成形术或根管治疗。因根管畸形而无法进行根管治疗时可做根尖倒充填手术或牙再植术。

5. 牙髓、牙周同时发病者，应在行根管治疗术的同时行牙周手术治疗。

【临床路径】

1. 询问病史　询问有无牙髓牙周疾病史。

2. 口腔检查　检查牙体发育有无异常，有无叩痛、深牙周袋等症状。舌侧窝呈囊状深陷;或纵行沟裂由舌侧窝越过舌隆突向根方延伸;或舌隆突呈圆锥形突起形成一小牙尖;或牙冠呈较固有形态稍大的圆锥形。

3. 辅助检查 应对患者进行影像学检查和牙髓测试。影像学检查有利于诊断发育畸形的种类。牙髓测试包括温度测试和电测试,有利于诊断有无伴发牙髓及根尖周病。

4. 处理 根据牙内陷的种类选择充填、磨除或牙周治疗,伴发牙髓炎或根尖周炎时应行间接盖髓治疗、牙髓血管再生治疗、根尖诱导成形术、根管治疗、根尖倒充填手术或牙再植术。

5. 预防 预防性窝沟封闭是较好的防治措施。早期诊断和治疗对于预防牙内陷发生牙髓及根尖周病和牙周病具有重要的临床意义。

(李 彩)

第五章

牙 损 伤

一、牙折

【概述】

牙折(fracture of the teeth)指牙受外力作用而折断的一组疾病。可由外力直接撞击或者在咀嚼时咬到砂石、碎骨等硬物而发生。

1. 按照牙的解剖部位可分为冠折(crown fracture)、根折(root fracture)和冠根联合折(crown-root fracture)三种类型。①冠折的折裂线仅累及釉质或同时累及釉质和牙本质;②根折的折裂线位于牙根部,可以定位于根尖、根中或牙颈部 1/3;③冠根联合折的折裂线累及釉质、牙本质及牙骨质,牙齿结构完整性丧失。

2. 按照损伤与牙髓的关系可分为未露髓(简单)和露髓(复杂)两大类。

【诊断要点】

1. 病史 外伤史。

2. 临床表现

(1) 冠折:临床表现为不同程度牙体硬组织缺损。仅釉质受损者,无不适或者感觉牙面粗糙;累及牙本质者,折断部位对机械刺激和冷热敏感;若有牙髓暴露,敏感程度增加。

(2) 冠根折:临床表现为牙冠和牙根发生缺损,折裂线累及釉质、牙本质及牙骨质,伴或不伴牙髓暴露。

(3) 根折:患牙变长、松动、移位或者咬合疼痛。

3. 临床检查

(1) 冠折:患牙无明显松动,叩诊阴性,合并牙周膜损伤或者根折可有叩痛,牙髓测试阳性,露髓时伴有露髓孔刺激敏感。

（2）冠根折：牙冠部折断，折断部分可脱离牙根，暴露断面；或与牙周组织相连，异常松动，牙龈可有渗血，叩诊阳性，牙髓常暴露，牙髓测试阳性。

（3）根折：牙冠松动或变长、移位，叩诊阳性，牙髓测试初诊可能为阴性。

4. 影像学检查　根折在根尖 X 线片表现为根部水平或者斜行折线，CBCT 可精确评估根折位置和方向。

【治疗原则与方案】

牙折的治疗应遵循保护牙髓、恢复牙冠外形及保存患牙的原则。牙根发育未完成的年轻恒牙需通过保护根方牙髓以促进根尖孔发育完成。

1. 针对不同脱位类型采取不同的治疗措施。

（1）冠折

1）仅釉质折断者，若缺损少可调磨锋利边缘；若缺损大时可用断冠或复合树脂修复外形。

2）牙本质暴露者，可直接粘接断冠，敏感严重或近髓者间接盖髓后用玻璃离子水门汀暂时封闭断端，待足够的修复性牙本质形成后（6~8 周），再用树脂恢复牙冠外形。

3）若牙髓已暴露，根尖孔未闭合者根据牙髓暴露的多少和污染程度行活髓切断术，之后恢复牙冠外形；根尖孔闭合的恒牙直接行根管治疗。

（2）冠根折

1）严重冠根纵折或者剩余牙根不具备桩核冠修复适应证者应拔除。

2）可以保留的患牙，若未露髓，去除折片后，视情况切龈，修复；若露髓，且根尖孔未闭合，行活髓切断术保存牙髓；若露髓，根尖发育完全，行根管治疗，桩核冠修复。在永久修复之前，需通过正畸牵引或牙冠延长术来暴露断根的边缘。

（3）根折

1）根折局限于牙槽骨内时有可能自行修复，局麻下用生理盐水冲洗暴露的根面后，尽早复位冠部，通过影像学检查确认正确复位后，弹性夹板固定 4 周。若根折位于牙颈部 1/3，需固定 4 个月。

2）根折线与龈沟相通，将无法出现自行修复，需拔除牙冠，剩余牙根若具备桩核冠修复适应证者，可通过正畸牵引或牙冠延长术来暴露断端再行修复。

2. 治疗后医嘱

（1）温度诊敏感者，2~4 周内避免冷热刺激；弹性夹板固定者进食软食 1 周。

（2）餐后使用软毛牙刷刷牙,保持良好口腔卫生。

（3）使用 0.12% 氯己定溶液含漱 2 周,每日 2 次。

3. 随访计划　牙折治疗后随访的目的在于密切监测牙髓状态,评估修复情况,一旦发现牙髓坏死或者牙根吸收,应及时行牙髓治疗。

（1）冠折和冠根折:治疗后 6~8 周行临床检查(敏感程度、叩痛、颜色、牙髓活力测试)及影像学检查(根尖情况、牙周膜情况),间接盖髓者可行树脂或冠修复;治疗后 6 个月、1 年行临床及影像学检查随访。

（2）根折:①治疗后 4 周去除夹板(根尖及根中 1/3 根折),行临床检查(牙齿松动、叩痛、颜色、牙髓活力测试,牙龈恢复情况)及影像学检查(根尖情况、牙周膜愈合情况、牙根愈合情况及是否有吸收);8 周行临床检查及影像学检查。②4 个月去除夹板(牙颈部 1/3 根折),行临床检查及影像学检查;6 个月、1 年行临床检查及影像学检查;之后每年一次随访至 5 年,需行临床及影像学检查。

【临床路径】

1. 询问病史　注意询问外伤发生的时间及方式。

2. 口腔检查　通过患牙牙体缺损程度、牙髓是否暴露、松动度检查、叩诊反应及牙髓测试可基本确定牙折类型。

3. 辅助检查　根尖 X 线片可帮助排除和诊断根折,可通过多角度投照确定根折情况,建议 1 张咬合片和近远中向根尖片各 1 张。

4. 处理

（1）制订治疗方案:明确诊断后根据牙折类型制订治疗方案,其中应包含随访计划。

（2）实施治疗:根据牙折类型行相应治疗,治疗后医嘱应向患者强调口腔卫生维护及随访的重要性。

二、牙脱位

【概述】

牙脱位(dislocation of the teeth)指牙受外力作用而脱离牙槽窝的一组疾病。常由于外伤碰撞导致牙脱位,也可因拔牙过程中器械使用不当导致邻牙脱位。根据其表现和程度不同,轻者无移位,仅松动,称为半脱位(subluxation);稍重者沿牙长轴向切端或𬌗方脱位者称为脱出性牙脱位(extrusive luxation),向根方脱位者称为嵌入性牙脱位(intrusive luxation),或偏离牙长轴向侧方移动者称为侧方牙脱位(lateral luxation);重者完全脱离牙槽窝,称为全脱位(avulsion)。

【诊断要点】

1. 病史 外伤史或拔牙史。

2. 临床表现 外伤后牙齿咬合不适和疼痛,患牙有不同程度及方向的移位、松动,或者牙齿完全脱出。

3. 临床检查

(1) 半脱位:患牙异常松动,但没有移位,龈沟内可有渗血。患牙叩诊阳性,牙髓测试可能为迟钝或者无反应。

(2) 脱出性牙脱位:患牙沿牙长轴方向部分脱出牙槽窝,牙冠伸长常影响咬合,常伴龈沟渗血及牙龈撕裂。患牙叩诊阳性,松动Ⅱ~Ⅲ度,牙髓测试可能无反应。

(3) 侧方牙脱位:患牙偏离牙长轴,可向除轴向外的任何方向移位,部分牙根外露,常伴牙龈撕裂和出血,重者可伴牙槽骨骨折。患牙无明显松动,叩诊阳性,牙髓测试多数无反应,轻微移位者可有反应。

(4) 嵌入性牙脱位:患牙沿牙长轴方向挫入牙槽窝内,临床牙冠变短,切端或𬌗端低于正常或消失,常伴有牙龈出血、淤血和牙槽骨骨折。患牙锁结于牙槽窝内,不松动,叩诊阳性,牙髓测试绝大多数无反应。

(5) 全脱位:患牙完全脱离牙槽窝,牙根完整,牙槽窝内血块充盈,常伴牙龈出血和撕裂。

4. 影像学检查

(1) 半脱位:根尖X线片见患牙在牙槽窝内,牙周膜间隙正常或稍增宽。

(2) 脱出性牙脱位:根尖X线片见患牙移位,根尖部牙槽窝空虚,牙周膜间隙增宽。

(3) 侧方牙脱位:根尖X线片见受压侧牙周膜间隙消失,对侧牙周膜间隙增宽。

(4) 嵌入性牙脱位:根尖X线片见患牙牙周膜间隙部分或全部消失,釉牙骨质界较正常邻牙位置偏近根尖向。若嵌入较深,可考虑拍摄侧位片或者CBCT评估患牙是否穿入鼻腔。

(5) 全脱位:根尖X线片见牙槽窝内空虚,无残根。

【治疗原则与方案】

牙脱位的治疗应遵循尽量保存患牙的原则,年轻恒牙(根尖孔未闭合)治疗目标是通过保髓以促进根尖孔发育完成,牙髓坏死的年轻恒牙可通过治疗完成根尖孔发育;根尖孔发育完成的恒牙治疗目标则是防治牙根吸收。

1. 针对不同脱位类型采取不同的应急治疗措施。

(1) 半脱位:若轻微松动无需固定;明显松动者予以弹性夹板固定 2 周。检查患牙咬合情况,若咬合疼痛明显时适当调磨。

(2) 脱出性牙脱位:复位后弹性夹板固定 2 周。

(3) 侧方牙脱位:解除锁结后复位,弹性夹板固定 2 周,若移位严重则固定 4 周。

(4) 嵌入性牙脱位:根据患牙牙根发育情况给予不同处理。

1) 牙根未发育完全:<7mm 的嵌入,无需干预,等待自萌,若 2~4 周内无萌出,立即行正畸牵引复位;>7mm 的嵌入,3 周内手术或正畸复位。

2) 牙根发育完全:<3mm 的嵌入,无需干预,等待自萌,若 2~4 周内无萌出,手术或正畸牵引复位;3~7mm 的嵌入,3 周内手术或正畸牵引复位;>7mm 的嵌入,手术复位,弹性夹板固定 2 周,若移位严重则固定 4 周,缝合撕裂的牙龈。

(5) 全脱位:脱位牙的离体时间及保存方式对于全脱位治疗方案的制订及预后均有影响,表 5-1 所示为在不同的临床情况下全脱位的处理方案。

表 5-1　不同临床情况下全脱位处理方案

处理方案＼临床情况	就诊前已再植	患牙合理存储(生理性储存介质或等渗介质中)或干燥储存小于 1 小时	患牙干燥存储时间超过 1 小时
复位	在影像学确认原再植复位不佳时重新复位	复位	复位
固定	弹性夹板固定 2 周	弹性夹板固定 2 周	弹性夹板固定 2~4 周
牙髓治疗	根尖孔未闭合的患牙仅在确认牙髓坏死后行牙髓治疗;根尖孔闭合的患牙在再植后 7~10 天,根管内封氢氧化钙 4 周后充填	根尖孔未闭合的患牙仅在确认牙髓坏死后行牙髓治疗;根尖孔闭合的患牙在再植后 7~10 天,根管内封氢氧化钙 4 周后充填	再植前或再植后 7~10 天行根管治疗,根管内封氢氧化钙 4 周后充填,根尖孔未闭的患牙需行根尖屏障

2. 治疗后医嘱

(1) 常规注意事项

1) 处理后患者应避免参加接触性的运动至少 2 周。

2) 进食软食 1 周,全脱位者进食软食两周。

3）餐后使用软毛牙刷刷牙，保持良好口腔卫生。

4）使用 0.12% 氯已定溶液含漱 2 周，每日 2 次。

（2）全身用药

1）全脱位患者及牙龈肿胀严重的其他类型牙脱位患者，在外伤第 1 周使用抗生素治疗，可选择阿莫西林，若青霉素过敏可选择其他广谱抗生素。

2）脱位牙沾染泥土等情况下应于 24 小时内注射破伤风抗毒素。

3. 随访计划　随访旨在密切监测治疗效果以及牙髓状态，一旦发现牙髓坏死或者牙根吸收，应及时行牙髓治疗。

（1）全脱位牙复位固定后 7~10 天，行牙髓治疗，年轻恒牙视情况治疗。

（2）2 周、4 周复诊，去除夹板，行临床检查（牙齿松动、叩痛、颜色、牙髓活力测试，牙龈恢复情况）及影像学检查（根尖情况、牙周膜愈合情况、牙根及牙槽骨是否有吸收）。

（3）3 个月、6 个月、1 年行临床及影像学检查，之后每年一次随访至 5 年，行临床及影像学检查

【临床路径】

1. 询问病史　注意询问外伤发生的时间及患者的应急处理方式，对于全脱位的患牙，注意询问患者保存脱位牙的方式。

2. 口腔检查　通过患牙牙冠的位置、移位程度及方向、松动度检查及叩诊可基本确认脱位类型。

3. 辅助检查　影像学检查可帮助排除根折，了解患牙移位程度，明确是否合并有牙槽突骨折。一般可通过多角度投照确定外伤情况，推荐 1 张咬合片和近远中向根尖 X 线片各 1 张，适当时可选择行 CBCT 检查。

4. 处理

（1）制订治疗方案：明确诊断后，根据牙脱位类型制订治疗方案，牙脱位治疗中，随访意义重大，治疗方案中应包含随访计划。

（2）实施治疗：根据牙脱位类型行相应治疗，治疗后医嘱应向患者强调口腔卫生维护及随访的重要性。

（张　敏）

三、磨损

【概述】

磨损（abrasion）是指由于单纯的机械摩擦作用而造成的牙体硬组织的慢

性磨耗。正常咀嚼过程造成的生理性磨损称为咀嚼磨损,也称磨耗(attrition),一般发生在殆面或切缘。其他不是由于正常咀嚼过程所致的牙磨损是一种病理现象,统称为非咀嚼磨损。

【诊断要点】

1. 病史 非咀嚼磨损患者常有不良磨牙习惯。

2. 临床表现

(1) 咀嚼磨损

1) 病损一般位于殆面或切缘,但在牙列紊乱时,也可位于其他牙面。

2) 病损初始可见牙尖或嵴上出现光滑的小平面,切缘稍变平。随着年龄增长,牙高度变低,殆斜面变平,同时牙近远中径变小。严重时,釉质完全被磨耗成锐利的边缘,牙本质暴露,造成牙本质过敏。

3) 相邻牙接触点由点接触变成面接触,可能造成食物嵌塞、邻面龋以及牙周疾病。

(2) 非咀嚼磨损

1) 全口牙磨损严重,前牙更明显。牙冠变短,有的仅为正常牙冠高度的1/2。

2) 可能会出现牙本质敏感症、牙髓病、根尖周病以及牙折等。

3) 常出现殆创伤,造成牙齿松动,食物嵌塞,还可引起颌骨和咀嚼肌的疼痛或疲劳感,下颌运动受限,颞下颌关节弹响等。

【治疗原则与方案】

1. 生理性咀嚼磨损,若无症状无需治疗。

2. 非咀嚼磨损,首先查明病因,去除和改正引起病理性磨损的原因。

3. 对症处理 有牙本质过敏症时脱敏治疗。对不均匀的磨损需做适当调殆。有牙髓及根尖周疾病时,进行牙髓病、根尖周病治疗。有食物嵌塞者,应恢复正常的接触关系和重建殆面溢出沟。磨损过重且有颞下颌关节综合征时,应制作殆垫或覆盖义齿修复,恢复颌间垂直距离。

【临床路径】

1. 询问病史 注意询问患者有无不良磨牙习惯。

2. 口腔检查 殆面牙尖或嵴上出现光滑的小平面,切缘变平。严重者牙高度变低,殆斜面变平,牙近远中径变小,出现锐利的釉质边缘,牙本质暴露,牙齿冷热刺激敏感。更有甚者出现牙髓腔暴露,疼痛,根尖周肿胀,松动,食物嵌塞,颞下颌关节弹响等。

3. 辅助检查 对于磨损较重可能累及牙髓者,可采用温度诊、牙髓电测试判断牙髓状态。对于出现根尖周症状者,可拍摄根尖 X 线片,判断根尖周病情况。

4. 处理 根据磨损的不同严重程度,相应采用不做处理、脱敏治疗、调𬌗、制作𬌗垫和覆盖义齿等方法治疗。有牙髓病或根尖周病时行根管治疗。有食物嵌塞者,恢复正常的接触关系和重建𬌗面溢出沟。

5. 预防 避免长期摄入大量坚硬质韧的食物。生活乐观,减少紧张情绪,防止不良磨牙习惯的发生。

四、酸蚀症

【概述】

酸蚀症(erosion)是指在无细菌参与的情况下,由于单纯的化学作用而引起的牙齿硬组织不可逆的丧失。可由外源性和内源性致病因素造成。外源性致病因素包括摄入酸性物质、饮料、食物、药物等及酸性环境的暴露;内源性致病因素包括如胃内容物返流引起的复发性呕吐等全身性疾病。

【诊断要点】

1. 病史 多数患者存在与致病因素相一致的病史。

2. 临床表现

(1) 病损常累及多颗牙,前牙较常见,位于唇、颊面牙颈部。

(2) 胃酸反流的患者,可见前牙舌面或后牙𬌗面的损害。

(3) 初期病损较浅,釉质表面质地变软,粗糙度增加,呈白垩色,易崩碎而形成实质缺损。随着疾病发展,软化变脆的釉质脱落,暴露出软化的牙本质,染色呈黄褐色病变。病损严重时累及牙颈部一圈甚至整个牙面的牙本质,染色近黑色,质地较软且湿润,易于挖除,边界不清。

(4) 病损初期患者可无症状或轻度敏感;病损严重患者牙齿敏感症状反而不明显,多以变色牙影响美观为主诉就诊。累及牙髓时出现牙髓病、根尖周病症状。

【治疗原则与方案】

1. 去除病因 改变饮食习惯,减少或避免大量酸性饮食的摄入。治疗胃部疾病。

2. 对症治疗 病损浅、无症状者行再矿化治疗,若出现牙本质敏感症行脱敏治疗。病损较深者先采用可释放氟离子的材料如玻璃离子水门汀进行修复,待患者口腔活跃性龋控制后,再行永久性充填修复治疗。病损深、出现牙髓症状或根尖周症状者行根管治疗。

3. 纳入高风险管理方案,定期随访治疗管理。

【临床路径】

1. 询问病史　注意询问患者有无长期摄入酸性食物或饮用大量酸性饮料的习惯。有无胃酸反流病史。

2. 口腔检查　唇颊面牙颈部白垩色斑块,质地较软,表面粗糙,探诊时表层釉质易剥脱形成缺损,或见浅碟状釉质缺损,暴露牙本质易染为黄褐色。有时可见牙颈部一圈或整个牙面的牙本质暴露,染为黑色,探诊较软,边界不清。

3. 辅助检查　对于病损较深可能累及牙髓者,可采用温度诊、牙髓电测试判断牙髓状态。

4. 处理　根据病损的不同深浅程度,相应采用再矿化治疗、过渡性玻璃离子充填修复控制新发龋。待患者龋病风险程度降低后再行永久性充填修复。有牙髓感染或根尖周病时行根管治疗。

5. 预防　避免大量酸性饮食摄入,改善工作环境,及早治疗胃部疾病。定期口腔检查,及时治疗早期病损。

（袁　鹤）

五、楔状缺损

【概述】

楔状缺损(wedge-shaped defect)是发生在唇、颊面牙颈部的慢性硬组织缺损,因其口大底小,呈楔形而得名。楔状缺损的主要病因有牙颈部应力集中、横向刷牙、酸蚀等。

【诊断要点】

1. 病史　多数患者有横向刷牙史。

2. 临床表现

(1) 好发于尖牙、前磨牙,亦可累及磨牙和切牙。病损位于唇、颊面牙颈部,典型表现为V形缺损,无染色或轻度染色,缺损处质地坚硬、表面光滑。病损可局限于釉质或牙骨质,也可累及牙本质,甚至可出现髓腔暴露、牙齿横折。

(2) 病损浅者可无症状或轻度敏感,随着病损加深可能出现冷热酸甜敏感或激发痛,累及牙髓者可出现牙髓病、根尖周病症状。

(3) 少部分患者存在病损较浅,但牙齿敏感症状严重的表现。

【治疗原则与方案】

1. 去除病因 调整咬合,消除𬌗干扰,恢复正常咬合关系。进行口腔宣教,纠正患者刷牙方式。避免摄入大量酸性饮食。

2. 对症处理 缺损浅、无症状者可不做处理,若出现牙本质敏感症行脱敏治疗。缺损较深者行充填修复。缺损深、出现牙髓症状或根尖周症状者行根管治疗,合并牙折者后期行桩核冠修复。

【临床路径】

1. 询问病史 注意询问患者有无刷牙力度过大,横向刷牙习惯。

2. 口腔检查 唇颊面牙颈部见 V 形缺损,缺损处质地坚硬、表面光滑、边界清晰。病损可局限于釉质、牙骨质,也可深达髓腔。

3. 辅助检查 对于缺损较深可能累及牙髓者,可采用温度诊、牙髓电测试判断牙髓状态。对于出现根尖周症状者,可拍摄根尖 X 线片判断根尖周情况。

4. 处理 根据病损的不同深浅程度,相应采用不做处理、脱敏治疗、充填修复等方法治疗。有牙髓感染或根尖周病时行根管治疗。有牙折者可在根管治疗后行桩核冠修复。

5. 预防 改善刷牙方法,避免大量酸性饮食摄入。

(王浩浩)

六、牙隐裂

【概述】

牙隐裂(cracked tooth)指发生在牙冠表面不易发现的、深浅不一的、非生理性的细小裂纹。牙隐裂具有一定的隐匿性,诊断困难。随着病情的进展,当牙折线到达牙髓腔,可出现不可逆性牙髓炎或根尖周炎的症状,牙折进一步根向发展,可导致冠根纵折。

【诊断要点】

1. 病史 多数患者有咀嚼引起尖锐疼痛的病史,折裂线加深可出现冷热刺激痛、自发痛、剧烈咬合痛等牙髓炎或根尖周炎疼痛史。

2. 临床表现

(1)早期牙隐裂常难以肉眼察觉,隐裂方向多为沿咬合面的近远中向走行,或沿一主要承受咬合力的牙尖走行。注意检查𬌗面发育沟是否延长,上颌磨牙的隐裂线常与𬌗面近中舌沟重叠;下颌磨牙和前磨牙的隐裂线常与𬌗面近、远中发育沟重叠，并越过边缘嵴到达邻面或与面颊舌沟重叠。

（2）主要表现为咀嚼或咬合的局部疼痛，难以解释的冷热刺激疼痛，咬合或刺激解除后疼痛消失。第一磨牙最为好发，其次是第二磨牙和前磨牙。

（3）常用临床检测方法

1）光投照法：使用 LED 光源，结合放大镜、显微镜有助于发现牙隐裂。清洁牙面后，将光源置于牙冠表面，深达牙本质的隐裂纹将阻断光源的穿透。

2）咬诊：使用木楔子、棉球、橡胶盘等进行咬诊检查，是否出现患者的疼痛症状，如果患者咬合时明显疼痛，松开咬合后疼痛消失，往往表明该牙存在牙隐裂。

3）染色法：使用龙胆紫、亚甲蓝等染色，有助于发现隐裂。对于明显的隐裂纹，染色液可迅速着色，但对于早期隐裂纹，可能需要数天才能着色，在这期间需要行窝洞临时充填。

3. 影像学检查　根尖 X 线片有助于评估患牙的牙髓及牙周情况，如牙周膜增宽，相应的硬骨板增宽或牙槽骨出现透射区，也可无任何表现，一般无法通过根尖 X 线片发现隐裂纹。

【鉴别诊断要点】

牙隐裂需要与咬合创伤、牙根纵折相鉴别。咬合创伤多与充填修复、冠修复或异常磨耗有关，未见牙冠裂纹，调𬌗处理后症状缓解消失。牙根纵裂常出现咀嚼钝痛或轻度松动，可通过根尖 X 线片或 CBCT 以确诊牙根的折裂情况。

【治疗原则与方案】

1. 对因治疗　消除创伤性𬌗力，调磨过陡的牙尖，均衡全口𬌗力负担。诊治其他部位的牙位疾病，修复缺失牙等。

2. 并发牙髓病、根尖周疾病时进行相应治疗。

3. 防止劈裂　在做牙髓治疗的同时，应该大量调磨牙尖斜面。永久充填体选用复合树脂为宜。多数隐裂牙仅用调整咬合不能消除致劈裂的力量，故对症治疗后，必须及时行全冠修复。如果隐裂为近远中贯通型，牙髓治疗的同时应做全冠保护，防止牙髓治疗过程中牙冠劈裂。

4. 已经劈裂的患牙，根据劈裂位置和松动度，折片或全牙拔除。

【临床路径】

1. 询问病史　注意询问患者有无咀嚼引起尖锐疼痛的病史，或者咀嚼柔韧食物时而引起的"反弹疼痛"。

2. 口腔检查　可借助显微镜放大或光线加强以检查隐裂纹，检查𬌗面是否有隐裂线越过边缘嵴到达邻面。咬诊检查以重现患者的疼痛症状。

3. 辅助检查 对于缺损较深可能累及牙髓者,可采用温度测试、牙髓活力测试判断牙髓状态。对于出现根尖周症状者,可拍摄根尖 X 线片判断根尖周病情况。

4. 处理 根据病损的不同深浅程度,相应采用调𬌗治疗、充填修复、高嵌体及全冠修复等方法治疗。有牙髓感染或根尖周病时应行根管治疗。有牙折者可在根管治疗后行桩冠修复。

5. 预防 消除创伤𬌗、平衡咬合力。

(何利邦)

七、牙根纵裂

【概述】

牙根纵裂(vertical root fracture)是指始发于牙根,沿根尖向冠方发展的牙根折裂。绝大多数牙根纵裂发生于已行根管治疗的患牙,少数发生于活髓牙,称为"非根管治疗相关的牙根纵裂"。发生于活髓牙的牙根纵折病因不明,可能与特殊饮食和咬合习惯有关。

【诊断要点】

1. 病史 绝大部分患者有根管治疗史,也可有后期桩修复、冠修复史。

2. 临床表现

(1)非根管治疗相关的牙根纵裂好发于 40~69 岁男性,多见于下颌第一磨牙近中根和上颌第一磨牙近颊根。多为活髓牙,以冷热刺激痛或咬合痛为主诉就诊。可伴有异常的咬合关系或不同程度的牙体硬组织缺损。并合并牙周支持组织损害,如深而窄的牙周袋。病程较长者可伴窦道形成。

(2)根管治疗后牙根纵裂,患者主要症状为根管治疗后患牙咬合痛,牙周反复脓肿,局部可形成深而窄的牙周袋,有时可合并窦道。晚期牙齿可出现松动。

3. 影像学检查

(1)根尖 X 线片:早期折裂纹较难显示,表现为根管直径增宽,J 形骨吸收。随着病程发展逐渐表现为环绕根尖及牙根的透射影像,由牙根向冠方延伸,晚期表现为牙折片移位。

(2)锥形束 CT:可见牙根的折裂线和弧形骨吸收。

【治疗原则与方案】

对于症状明显、预后较差的患牙,如牙周反复脓肿、松动、咬合无力或疼痛、牙槽骨破坏严重等,应及时行全牙拔除术,再对缺失牙行义齿修复或种植修复。对于牙周牙槽骨情况尚好、无松动、裂纹局限于根管某一段或某个根的患牙,可考虑在完善的根管治疗情况下行牙半切术。

【临床路径】

1. 询问病史 注意询问患牙有无根管治疗史,若为活髓牙,注意询问是否有咬合力大或咬硬物的情况。

2. 口腔检查 患牙多有不同程度的叩痛,可有一定松动度,活髓牙可出现冷热刺激痛、自发痛等牙髓症状。患牙周围牙龈可见肿胀,还可能有窦道形成。部分患者可探及深而窄的牙周袋,位于折裂相应部位。

3. 辅助检查 根尖X线片检查可见患牙根管直径增宽,J形骨吸收或表现为环绕根尖及牙根的透射影像,由牙根向冠方延伸,晚期表现为牙折片移位。锥形束CT可见牙根的折裂线和弧形骨吸收。

4. 处理 根据患牙情况,行全牙拔除术、牙半切术。

5. 预防 消除𬌗创伤,戒除不良习惯。根管治疗时避免过度预备,根充压力过大。根管治疗后合理设计修复方案,选用合适的根管桩。

（王浩浩）

第六章

牙 髓 病

一、可复性牙髓炎

【概述】

可复性牙髓炎（reversible pulpitis）是指牙髓组织以血管扩张、充血为主要病理变化的初期炎症。当龋病等致病因素去除后，患牙的牙髓状态可恢复正常。

【诊断要点】

1. 临床表现

（1）患牙常可见接近髓腔的牙体硬组织疾病，包括深龋、深楔状缺损、重度磨耗等；或可探及患牙有深牙周袋；或患牙存在咬合创伤；或可见患牙冠部存在隐裂纹或修复体缺损。

（2）患牙无自发痛，但对温度测试特别是冷诊测试敏感，表现为一过性疼痛，当刺激因素去除后，疼痛症状仅持续数秒即消失。

（3）叩诊反应同正常对照牙；牙髓电测试反应值与正常牙相似或稍高。

2. 影像学检查　根尖 X 线片常可见牙冠部低密度影像近髓腔，根尖周组织未见明显异常。

【鉴别诊断要点】

1. 深龋　患牙亦无自发痛，仅当刺激物进入龋洞时才可引起疼痛症状。

2. 牙本质过敏症　患牙主要对探、触等机械刺激和酸甜化学刺激比冷热温度刺激更敏感。

3. 不可复性牙髓炎　有自发痛史，患牙疼痛反应重，刺激消失后，疼痛反应持续较长时间；有时可有轻微叩痛。

【治疗原则】

1. 首先查明病因，去除刺激，针对病因治疗。

（1）由深龋引起的可复性牙髓炎,应首先去净患牙腐质,安抚治疗。

（2）由隐裂引起的可复性牙髓炎,首先降低咬合,磨除裂纹,安抚治疗,必要时暂冠修复观察。

（3）由新近充填体微渗漏引起的可复性牙髓炎应先去除原充填物,然后行安抚治疗。

（4）对于深楔状缺损,行安抚治疗,同时应纠正患者的不良刷牙方式。

（5）对于重度磨耗,应建议患者就诊颞下颌关节科行全面检查,必要时暂冠修复观察。

（6）对于存在咬合创伤者,应首先检查患者的咬合情况,磨除咬合高点,嘱患牙暂时休息,勿咬硬物。

（7）对于正畸加力过大者,嘱患牙暂时休息,勿咬硬物,同时应建议患者就诊正畸科调整加力大小。

（8）因深牙周袋引起者,应建议患者就诊牙周科行刮治术。

（9）因近期行刮治术或牙漂白术引起者,应建议患者近期内尽量避免刺激患牙牙髓。

2. 观察复诊,行相应治疗。

（1）经安抚治疗的患牙,观察 2 周后,若出现自发痛或刺激痛加重,则患牙需行根管治疗。对于牙根未发育完全者,可考虑活髓切断术或根尖诱导成形术。

（2）若症状好转或未出现自发痛,则对患牙直接行树脂充填术。

【临床路径】

1. 询问病史　重点询问患者患牙是否存在自发痛、夜间痛等病史,对冷热温度刺激和酸甜刺激哪种更敏感。

2. 口腔检查　患牙是否存在明显牙体硬组织缺损、深牙周袋、牙体裂纹、咬合创伤等情况,对冷刺激、探诊敏感程度。

3. 辅助检查　根尖 X 线片检查利于发现邻面等隐蔽部位的龋损,可观察牙体硬组织缺损到髓腔的距离,以及根尖周有无病损情况。

4. 处理　根据病因针对性处理,先去除病因,然后安抚治疗,观察,最后根据患者主、客观症状决定治疗措施,包括直接树脂充填或根管治疗。

5. 预防　做好口腔综合预防措施,戒除不良习惯,定期严密口腔检查,及时治疗龋损。

二、急性牙髓炎

【概述】

急性牙髓炎（acute pulpitis）是因牙髓受到急性创伤或强烈化学刺激而出现的，或由慢性牙髓炎急性发作而来的剧烈疼痛的牙髓疾病。常见病因为深龋。

【诊断要点】

1. 临床表现

（1）患牙可查及接近髓腔的深龋或其他牙体硬组织疾患，也可见牙冠有充填体存在，或患牙有深牙周袋。探诊患牙常可引起剧烈疼痛。有时可探及微小穿孔，可见有少许脓血自穿髓孔流出。

（2）急性牙髓炎浆液期：是急性牙髓炎早期病变，临床表现为自发性疼痛，夜间痛明显，温度刺激尤其是冷刺激或酸、甜食物掉入龋洞中，都会引起或加重疼痛。在刺激除去后，疼痛并不消失。疼痛发作时间短，间歇时间长；多无叩痛。但疼痛可反射到对颌牙或邻牙，后牙的疼痛还可反射到耳部、颞部，疼痛常不能定位。

（3）急性牙髓炎化脓期：是急性牙髓炎晚期病变，临床表现疼痛较浆液期重，有自发性、搏动性跳痛，夜间痛加剧明显。此时疼痛发作时间长，间歇时间短。疼痛程度逐渐加重。热刺激疼痛加剧，冷刺激反可使疼痛缓解。病变波及根尖段牙髓时，可出现反应性轻叩痛和咀嚼不适。

（4）患牙牙髓电测试早期为阳性反应，测量值较正常对照牙测量值显著升高；晚期若牙髓已发生坏死，电活力测试迟钝，但牙髓液化性坏死时，也可出现假阳性。

（5）对患牙进行激光多普勒测试显示牙髓发生炎症时血流灌注量较正常牙显著降低；组织血氧仪检查显示血氧饱和度较正常牙显著降低。

2. 影像学检查 根尖 X 线片显示，患牙牙体常见近髓的低密度影像，或较严重的牙周牙槽骨吸收破坏影像，可伴有根尖周牙周膜间隙增宽影像。

【鉴别诊断要点】

1. 三叉神经痛 三叉神经痛表现为突然发作的电击样或针刺样剧痛，持续数秒到几十分钟，有"扳机点"，无明显夜间痛，温度刺激也不会诱发或缓解疼痛。疼痛区域通常不能查及病源牙，牙髓测试等与正常牙无异。

2. 龈乳头炎 疼痛性质为持续性胀痛，不会出现激发痛。患者对疼痛多可定位。检查时可见龈乳头充血、水肿等现象,触痛明显,但牙髓活力与正常牙无异。

3. 上颌窦炎 通常为持续性胀痛,除了感觉牙痛以外,还可能出现头痛、鼻塞、脓涕等上呼吸道感染症状,以及在跑、跳、蹲等体位突然改变时,牙痛症状加重等表现。叩诊时患侧的上颌前磨牙及磨牙可出现 2~3 颗牙均有疼痛,按压上颌窦前壁也可出现疼痛反应。疼痛区域通常无病源牙。

【治疗原则】

1. 应急处理 局麻下开髓引流,缓解疼痛,对不能保留的患牙可在局麻下直接拔除。

2. 复诊,行相应治疗。通常对患牙采取根管治疗术达到保牙的目的。对根尖发育不成熟的患牙,可尝试牙髓血运重建术、根尖诱导成形术、根尖屏障术。

【临床路径】

1. 询问病史 重点在疼痛病史的询问,有无自发痛、冷热刺激痛、夜间痛、放射痛、疼痛不定位等疼痛特点。

2. 口腔检查 检查是否有近髓的深龋、充填物、牙隐裂等牙体疾患。牙髓温度测试、牙髓电测试、选择性麻醉、试验性备洞等检查有助于定位患牙以及判断患牙的牙髓状态。

3. 辅助检查 根尖 X 线片检查有助于发现隐匿龋、牙周病损等病变。

4. 处理 急症处理时,可在局部麻醉下开髓引流。若条件允许,可在开髓后拔除牙髓。开髓后可配合服用止痛药物。根据牙根发育的情况及根管的病变情况,选择不同的治疗方案。牙根未发育完成可尝试根尖诱导形成术、牙髓血运重建术等。若牙根已发育完成,可行根管治疗。对于无法完善牙髓治疗的患牙可外科拔除。

5. 预防 应做好口腔综合预防措施,对发生龋坏的患牙要及时治疗。

三、慢性牙髓炎

【概述】

慢性牙髓炎(chronic pulpitis)是指较长时期出现的牙髓组织慢性炎症,为临床中最常见的一类牙髓炎。病因主要是有引起牙髓病变的牙体或牙周病损。

【诊断要点】

1. 临床表现

(1) 慢性闭锁性牙髓炎(chronic closed pulpitis)

1) 无明显自发痛或有偶发的钝痛,但由急性牙髓炎转化而来的患者可诉有过剧烈自发痛病史,也有因忽略自发性隐痛而否认既往症状者,几乎所有的患者都有长期的冷、热刺激痛病史。

2) 多可查及深龋洞,冠部充填体或其他近髓的牙体硬组织疾患。洞内探诊时患牙感觉较迟钝,去净腐质后未见穿髓孔。

3) 患牙对温度测试多为热刺激引发的延迟痛,或表现为迟钝。常有轻度叩痛或叩诊不适。

(2) 慢性溃疡性牙髓炎(chronic ulcerative pulpitis)

1) 多无明显自发痛,但患者常诉当食物嵌入患牙龋洞内即出现剧烈疼痛,有时可追问出自发痛史。另一典型症状是冷热刺激激惹患牙时,会产生剧痛。

2) 多可探及深龋洞或其他近髓的牙体病损,患者由于怕痛而长期弃用患牙,以致患牙龋洞内大量食物残渣嵌入,软垢、牙石堆积。去除腐质后,可见有穿髓孔,用尖锐探针探查穿髓孔时,浅探不痛,深探剧痛,且见有大量暗色血液渗出。

3) 温度测试较为敏感,可有延迟反应。

4) 一般没有叩痛,或仅有极轻微的叩诊不适。

(3) 慢性增生性牙髓炎(chronic hyperplastic pulpitis)

1) 多发生于年轻患者,牙髓已暴露,经受轻度而持久的刺激,引起增生反应,牙髓向髓腔外增殖,形成"蘑菇状"的牙髓息肉。一般无自发痛,有时患者诉说进食时患牙疼痛或出血,因此长期不敢用患侧咀嚼食物。

2) 患牙可见大而深的龋洞或穿髓孔中有红色的牙髓息肉,可充满整个龋洞抵达咬合面,常见患牙及邻牙牙石堆积。探之无痛但极易出血。

3) 温度测试较为迟钝,一般没有叩痛,或仅有极轻微的叩诊不适。

2. 影像学检查 根尖 X 线片显示,牙体组织较大范围低密度影像,近髓腔甚至与髓腔穿通,偶有根尖牙周膜影像模糊、间隙增宽的情况。

3. 病理学检查

(1) 慢性闭锁性牙髓炎:牙髓中有淋巴细胞和浆细胞浸润,成纤维细胞及新生的毛细血管增殖,有时病变部分的牙髓可被结缔组织包绕。

(2) 慢性溃疡性牙髓炎:在穿髓处暴露的牙髓组织表面形成溃疡,溃疡表面组织已坏死,下方纤维组织增多,并可能有不完整的钙化物沉积。

（3）慢性增生性牙髓炎：息肉表层覆盖有鳞状上皮,息肉为炎症肉芽组织,含有大量炎症细胞,富于血管,但神经纤维少,息肉下方的牙髓也多形成炎症组织,根尖周组织可能有充血或慢性炎症。

【鉴别诊断要点】

1. 深龋　无自发痛,患牙对温度测试的反应正常。

2. 可复性牙髓炎　无自发痛,温度测试一过性敏感。

3. 牙龈息肉　息肉蒂部来源于邻牙间隙的龈乳头。

4. 牙周膜息肉　息肉来源于根分叉区域;可探及髓室底穿孔;根尖 X 线片可辅助诊断。

5. 干槽症　患侧近期有拔牙史,拔牙窝空虚,骨面暴露并有臭味;拔牙窝邻牙虽也可有冷热刺激敏感及叩痛,但无明确引起牙髓病变的病源牙。

【治疗原则】

1. 首选完善的根管治疗,对根尖发育不成熟的患牙,可尝试行牙髓血运重建术、根尖诱导成形术、根尖屏障术。

2. 不能保留的患牙可予以拔除。

【临床路径】

1. 询问病史　注意询问患者患牙疼痛的性质,持续时间,加重缓解因素,能否定位患牙,有无口腔治疗史。

2. 口腔检查　首先定位患牙,有无深龋、隐裂、修复体、树脂充填体、外伤等,探查有无穿髓孔,再做温度测试及牙髓电测试。

3. 辅助检查　拍摄根尖 X 线片可以帮助判断龋坏或充填体到髓腔的距离,有无根尖周病损等。

4. 处理　对于能保留的患牙,首选完善的根管治疗;不能保留的患牙考虑拔除。

5. 预防　做好口腔综合预防措施,戒除不良习惯,定期严密口腔检查,及时治疗早期龋损。

四、残髓炎

【概述】

经过牙髓治疗后的牙齿还存留少量有活力的牙髓组织发生的慢性炎症,称为残髓炎(residual pulpitis)。疼痛症状不剧烈,多为不典型的慢性牙髓炎的表现。残髓炎多见于有干髓术、牙髓切断术及塑化术等治疗史的患者。

【诊断要点】

1. 临床表现

（1）常表现为自发性钝痛、放散性痛、温度刺激痛。

（2）患牙多有咬合不适感或轻微咬合痛。叩诊轻度疼痛或不适。

（3）患牙牙冠部及髓腔有做过牙髓治疗的充填材料。去除患牙充填物，用根管器械探查病患根管至深部时有感觉或疼痛。

（4）对患牙施以强冷或强热刺激进行温度测试，其反应可为迟缓痛或仅诉有感觉。

2. 影像学检查　根尖 X 线片显示，髓腔内有充填物，未行根管充填或根管充填不完善，有时可见明显的遗漏根管。

【鉴别诊断要点】

慢性牙髓炎：有牙髓炎的自发痛史，冷热刺激敏感，但无牙髓根管治疗史。

【治疗原则】

重做根管治疗，去除残髓或找到并处理遗漏根管。

【临床路径】

1. 询问病史　注意询问有无根管治疗史、患牙有无疼痛史，疼痛时间、症状、持续时间、定位、诱因、缓解因素。

2. 口腔检查　患牙牙体可查见充填材料或暂封物。结合病史和牙髓测试有助于诊断。

3. 辅助检查　根尖 X 线片多见髓腔内有充填物，未行根管充填，或根管充填不完善，有时可见遗漏根管。

4. 处理　行根管再治疗，去除残髓或找到并处理遗漏根管。

5. 预防　根管治疗需要精细操作，熟悉每颗牙的髓腔解剖，避免遗漏根管，有条件可在口腔科手术显微镜下完成复杂根管的治疗。

五、逆行性牙髓炎

【概述】

逆行性牙髓炎（retrograde pulpitis）是一种感染来源于患牙牙周病所致的深牙周袋，袋内的细菌及毒素通过根尖孔或侧、副根管逆行进入牙髓引起的牙髓炎症，兼具牙周炎、根尖周炎和牙髓炎的多种症状。患牙有长期、严重的牙周炎，近期出现急性或慢性牙髓炎症状，但未查及引发牙髓病变的明显牙体硬组织病损。

【诊断要点】

1. 临床表现

（1）典型的急性或慢性牙髓炎的症状。

（2）患牙均有长时间的牙周炎病史,患者可诉有牙龈出血、咬合疼痛、咬合无力、牙松动及口腔异味等不适的症状。

（3）可探及深牙周袋或较为严重的根分叉病变。

（4）患牙对叩诊的反应表现为轻度到中度疼痛,一般侧向叩痛更为明显。

（5）患牙温度测试的反应因不同时期以及不同的病理状态而有所不同,其反应可为激发痛、迟钝或者无反应。

2. 影像学检查　根尖 X 线片显示,患牙有广泛的牙周组织破坏或根分叉病变,牙周间隙增大明显,但无牙体硬组织缺损的影像学特征,且根尖周的暗影相对较小。

【鉴别诊断要点】

1. 急、慢性牙髓炎　急、慢性牙髓炎无明显的牙周组织的破坏,患牙无明显的松动及根分叉病变。可找到引起牙髓病变的牙体硬组织病损,根尖 X 线片显示有龋坏等影像学特征,但牙槽骨并无明显吸收。

2. 牙周炎　患牙无典型的急性或慢性牙髓炎的症状,如自发痛、冷热刺激痛等。

【治疗原则】

1. 首先应该明确病因,确定牙髓炎的来源。

2. 制订综合牙周 - 牙髓联合治疗计划,逆行性牙髓炎的预后主要取决于牙周病损的预后,预判经治疗可保留的患牙则可进行:

（1）牙髓治疗:临床中最常使用的治疗方法为根管治疗,若疗效不佳也可采用根尖外科手术。

（2）牙周治疗:首先进行牙周的基础治疗,4~6 周后复诊,若仍有明显牙周组织破坏,则可以联合采用相应的牙周手术治疗。

3. 若牙周病变已十分严重,不易彻底控制炎症或患牙过于松动,则应选择拔除患牙。

【临床路径】

1. 询问病史　注意询问有无长期的牙龈出血、咬合无力、咬合疼痛、牙松动及口腔异味等牙周病的病史。

2. 口腔检查　需进行全面的牙体和牙周检查,患牙牙体完整伴深牙周袋提示本病,侧向叩诊较垂直向叩诊疼痛更明显。温度测试和牙髓电测试有助于判断牙髓状态。

3. 辅助检查 根尖 X 线片显示患牙有广泛的牙周组织破坏或根分叉病变,牙周间隙增大明显,无牙体硬组织损坏的影像学特征且根尖周的暗影相对较小。

4. 处理 可行牙周 - 牙髓联合治疗,若牙周病变已十分严重,不易彻底控制炎症或患牙过于松动,则应选择拔除患牙。

5. 预防 做好口腔综合预防措施,认真刷牙,定期进行牙周的基础治疗及维持治疗,及时治疗早期的牙周病损。

(苏 勤 郑庆华)

六、牙髓坏死

【概述】

牙髓坏死(pulp necrosis)是牙髓组织的死亡。多由各型牙髓炎发展而来;也可因创伤所致,创伤包括外伤打击、咬合创伤、磨牙症、正畸矫治施力过大等;也可能由于某些修复材料(如硅酸盐粘接剂、复合树脂等)所致的化学刺激或微渗漏而引起;也可因过高的温度刺激或温度骤然改变所致,临床中异常的温度刺激包括充填或修复治疗进行牙体预备时,切割牙体过度产热。

【诊断要点】

1. 病史 常可追问出自发痛史、外伤史、正畸治疗史、牙体充填或修复史。

2. 临床表现 无自觉症状。

3. 临床检查

(1) 牙冠可完整,也可查见有深龋洞或其他牙体硬组织疾病,或是有充填体、冠修复体、深牙周袋等;探查到穿髓孔时,探诊无反应;坏疽牙髓开放髓腔时有恶臭。

(2) 牙冠变色,呈暗红色或灰黄色,无光泽。

(3) 牙髓测试无反应。

(4) 叩诊轻度或无叩痛。

(5) 牙龈无根尖来源的瘘管口。

4. 影像学检查 根尖 X 线片显示患牙根尖周影像无明显异常。

【鉴别诊断要点】

与慢性根尖周炎相鉴别,慢性根尖周炎患牙也可无明显的自觉症状。有瘘型慢性根尖周炎患牙,牙龈有根尖来源的瘘管口。根尖 X 线片显示患牙根尖周骨质影像密度减低,或根周膜影像模糊、增宽。

【治疗原则与方案】

1. 治疗原则　保存患牙。

2. 治疗方案

(1) 年轻恒牙根据情况行根尖诱导成形术、根尖屏障术等。

(2) 根尖孔发育完全的恒牙行根管治疗术。

(3) 多年前外伤或磨牙症引起的牙髓坏死但牙冠完整的患牙,临床又无症状,又无根尖病变者,可不做处置,随诊观察。

(4) 无法保留的患牙建议拔除。

(5) 预防:咬合创伤、磨牙症等需早期治疗;避免可能导致牙髓坏死的医源性因素。早发现、早诊断、早处理是本病防治的关键。

七、牙髓钙化

【概述】

牙髓钙化(pulp calcification)有两种形式,一种是结节性钙化,又称髓石;另一种是弥漫性钙化。牙髓钙化常发生在衰老的牙髓中,神经、血管数目的减少,导致牙髓营养不良性钙化的发生,在根管内常形成弥漫性钙化,较大的钙化物(髓石)仅见于髓室内。牙创伤和盖髓术也常诱发和加速牙髓组织的钙化,甚至使年轻恒牙的髓腔也会出现钙化性闭锁。

【诊断要点】

1. 病史　多见年龄较大的患者。年轻患者常可追问出外伤史、深龋盖髓治疗史。

2. 临床表现　一般无自觉症状。有的患者出现与体位有关的自发痛,也可沿三叉神经分布区域放射,但一般与温度刺激无关。

3. 临床检查

(1) 牙冠可完整。有的牙冠变色,呈暗黄色。

(2) 患牙对牙髓测试的反应可异常,表现为迟钝或敏感。

4. 影像学检查　X 线片检查结果为重要的诊断依据。

根尖 X 线片显示髓腔内有阻射的钙化物(髓石),或呈弥漫性阻射影像而使原髓腔处的透射区消失,根管影像不清。

【鉴别诊断要点】

与三叉神经痛相鉴别,髓石引起的疼痛也可沿三叉神经分布区域放射,但无扳机点,主要与体位有关。X线片检查结果可作为重要的鉴别诊断要点。

【治疗原则与方案】

1. 治疗原则　保存患牙

2. 治疗方案

(1) 牙冠完整的患牙,临床又无症状,又无根尖病变者,可不做处置,随诊观察。

(2) 前牙牙冠完整的患牙,临床又无症状,又无根尖病变者,但患者要求解决牙齿变色,可行牙内漂白治疗或前牙贴面修复。

(3) 患牙以引起较严重临床症状的牙髓疾病(如牙髓炎、根尖周炎等)为主,合并有牙髓钙化时,则以引起较严重临床症状的牙髓疾病作为临床诊断并予以对应的治疗。

3. 预防　本病暂无有效预防措施,早发现、早诊断是本病防治的关键。

八、牙内吸收

【概述】

牙内吸收(internal resorption of tooth)是指正常的牙髓组织肉芽性变,分化出的破牙本质细胞从髓腔内部开始吸收牙体硬组织,使髓腔壁变薄,严重者可造成病理性牙折。牙内吸收的原因和机制尚不明了。临床中,牙内吸收多发生于乳牙;恒牙偶有发生,见于受过外伤的恒牙、做过活髓切断术或盖髓术的恒牙。

【诊断要点】

1. 病史　常可追问出外伤史、牙外伤治疗史、深龋盖髓治疗史。可有自发痛史或激发痛史。

2. 临床表现　一般无自觉症状,多于X线片检查时偶然发现。有的病例可出现自发性阵发痛、放射痛和温度刺激痛等牙髓炎症状。

3. 临床检查

(1) 内吸收发生在髓室时,有的牙冠呈现为粉红色,有的牙冠出现小范围的暗黑色区域。内吸收发生在根管内时,牙冠的颜色没有改变。

(2) 患牙对牙髓测试的反应可正常,也可表现为迟钝。

(3) 叩诊阴性或出现不适感。

4. 影像学检查　X 线片的检查结果为诊断的主要依据。

根尖 X 线片显示髓腔内有局限性不规则的膨大透射区。严重者可见内吸收处的髓腔壁有穿通，甚至导致牙根折裂。

必要时行 CBCT 检查，可帮助确定内吸收的范围、位置。如果内吸收有穿通，CBCT 可帮助定位穿通的位置，帮助确定能否通过手术修补穿通处。

【治疗原则与方案】

1. 治疗原则　保存患牙。

2. 治疗方案

（1）彻底去除牙髓组织，进行完善根管治疗。建议根管充填采用热牙胶充填技术。

（2）若吸收区已穿通根管壁，可先以氢氧化钙制剂根管内封药治疗，待根尖 X 线片检查有钙化组织形成后，再做根管充填。条件允许，可用 MTA 材料行根管充填并修补穿通处。如果穿通处便于手术入径，也可行翻瓣术，用 MTA 材料修补穿通处。

（3）牙冠完整的患牙，临床又无症状，又无根尖病变者且不松动，也可不做处置，随诊观察。

（4）根管壁吸收过多，患牙明显松动则应拔除。

3. 预防　本病暂无有效预防措施，早发现、早诊断是本病防治的关键。

（李　文）

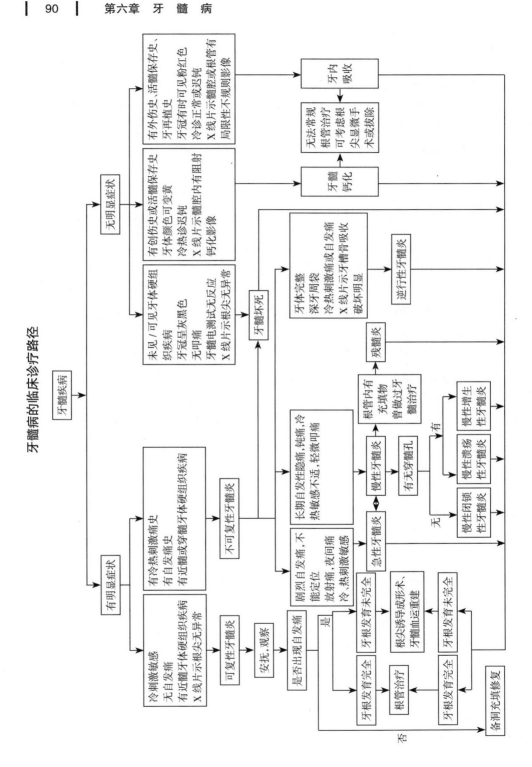

牙髓病的临床诊疗路径

第七章

根 尖 周 病

一、急性根尖周炎

【概述】

急性根尖周炎（acute apical periodontitis）是发生在根尖周组织的局限性急性炎症反应。可表现为以根尖周组织血管扩张充血、浆液渗出、组织水肿为主要病理表现的急性浆液性根尖周炎，也可进展为以中性粒细胞浸润为主的急性化脓性根尖周炎。多由牙髓感染所致，也可见由牙周疾病、殆创伤、医源性因素、血源感染所致。急性根尖周炎也可由慢性根尖周炎急性发作形成。

【诊断要点】

1. 病史　多有牙体、牙髓病史，如龋病、牙痛病史；或有口腔科治疗史，如不彻底的牙髓治疗病史，烤瓷修复病史；或由外伤史引起。

2. 临床表现

（1）患者主观症状：患牙有浮出感、咬合痛、疼痛可定位。急性浆液性根尖周炎早期紧咬牙可缓解，后期出现持续钝痛，咬合加重；急性化脓性根尖周炎可有自发、持续剧烈跳痛，骨膜下脓肿阶段可伴有全身症状，如体温升高，全身乏力等。

（2）一般检查：可见病灶牙，如龋坏、充填物、变色牙等；叩诊（+~+++），根尖区黏膜红肿或局限性隆起，扪诊不适或疼痛，黏膜下脓肿阶段可扪及波动感，位置浅，易破溃；患牙可有Ⅰ~Ⅲ度松动；急性化脓性根尖周炎可伴相应局部淋巴结肿大、压痛，严重者可见颌面部蜂窝织炎，引起相应颌面部肿胀、张口受限、甚至压迫呼吸道，也有罕见病例波及眼眶、颈部、脑部，或通过血液导致心瓣膜感染、心脏感染等。

（3）特殊检查:冷热诊无反应,牙髓电测试无反应。但根尖孔未闭合患牙可出现假阳性;多根牙若未累及全部牙根或尚有残髓者可出现阳性结果。单纯咬合创伤引起的急性根尖周炎,牙髓活力测试多为阳性。

3. 实验室检查　骨膜下脓肿阶段伴随全身症状者可行血常规检测,可见白细胞增多。

4. 影像学检查　X 线片可见病灶牙,如龋坏、充填物、不完善的根管治疗等;可见牙周膜间隙增宽,根尖周骨质未见明显变化。若为慢性根尖周炎急性发作而形成的急性根尖周炎,则可见根尖周低密度影像。

【鉴别诊断要点】

急性牙周脓肿

（1）病史:急性根尖周脓肿多有牙体、牙髓病史、口腔科治疗史;急性牙周脓肿多有长期牙周炎病史。

（2）临床表现

1）急性根尖周脓肿患牙多可见牙体牙髓病灶,如龋坏、缺损、修复体等,累及的患牙无牙髓活力;而急性牙周脓肿多可见深的、复杂的牙周袋,可见袋口溢脓、牙槽骨吸收、牙松动等牙周炎症状,累及的患牙多有活力。

2）急性根尖周脓肿靠近根尖处黏膜,范围较弥散;急性牙周脓肿靠近龈缘,范围局限于牙周袋内。

3）急性根尖周脓肿患者疼痛较重,患牙浮出感、松动度及叩痛随病程进展可先加重后缓解,炎症控制后,松动度改善;急性牙周脓肿叩痛相对较轻,松动明显,炎症控制后患牙松动度无明显改善。

4）急性根尖周脓肿排脓时间约为 5~6 天;急性牙周脓肿排脓时间约为 3~4 天。

5）急性根尖周脓肿通过龈沟排脓者易与急性牙周脓肿混淆;急性牙周脓肿逆行性引起牙髓坏死者易与急性根尖周脓肿混淆。因此,应综合病史、患者主诉、临床检查、影像学等多方面信息对患牙感染来源进行综合评判,以作出正确诊断及后续治疗方案。

（3）影像学检查:急性根尖周脓肿 X 线片可见病灶牙,如龋坏、充填物、不完善的根管治疗等。若为急性浆液性根尖周炎发展而来,则根尖周骨质无明显变化;若为慢性根尖周炎急性发作而来,则可见根尖周骨质破坏影响;急性牙周脓肿 X 线片可见牙槽骨嵴破坏,可有骨下袋。

【治疗原则】

1. 应急处理

(1) 通畅引流:明确病灶牙及其病因;局麻、橡皮障下开髓,清理疏通根管,引流缓解压力;骨膜下脓肿及黏膜下脓肿波动感明显或回抽有脓时应于局麻下切开排脓。

(2) 去除感染:充分进行根管冲洗消毒,清理感染灶,但应避免急性期根管预备。

(3) 调𬌗:以避免根尖周反复刺激及牙折。

(4) 支持治疗:可辅助消炎止痛药物;对于有全身症状者可辅助抗生素;出现严重并发症时应及时转诊综合性医院治疗。

2. 炎症控制后进行患牙评估,若有保留价值则保留患牙进行后续的根管治疗。

3. 常规处理 急性期过后,恒牙应行根管治疗;根尖孔未闭合患牙应在控制炎症的基础上诱导牙根继续发育或行根尖屏障;完成根管治疗后尽快行永久修复。

【临床路径】

1. 询问病史 注意有无牙体牙髓病史、口腔科治疗史、外伤史等;目前有无牙浮出感、咬合痛、全身症状等主观症状。

2. 口腔检查 可见龋坏、充填物、变色牙、楔状缺损等牙体疾病;叩诊(+~+++),根尖区扪诊不适;可有松动(0~Ⅰ度);冷热诊(−),电活力测试(−),但要排除上述结果假阳性情况。

3. 辅助检查 应常规拍摄 X 线片,可见龋坏、充填物、不完善的根管治疗等牙体牙髓病灶,可见牙周间隙增宽影像,根尖周骨质未见明显变化。

4. 处理

(1) 应先行应急处理

1) 通畅引流:明确病灶牙及其病因;局麻、橡皮障下开髓,清理疏通根管,可用不超过 25 号锉轻微旋转扩大根尖孔以便引流,引流可持续数分钟,但不提倡开放引流,即使在极端情况下需开放引流,也不应超过 24 小时,引流结束后即刻清洁封闭根管;骨膜下脓肿及黏膜下脓肿波动感明显或回抽有脓时,应于局麻下切开排脓。对于口内引流,一般不建议放置橡皮引流条,可建议患者温盐水漱口,以保持引流通畅。

2) 去除感染:充分进行根管冲洗消毒,清理感染灶,但避免急性期根管预备。

3）调殆：以避免根尖周反复刺激及牙折，对于单纯性牙创伤而非感染造成的暂时性根尖周炎，去除牙创伤因素后炎症可自愈。

4）支持治疗：在不能建立良好引流或患者自身健康状况不佳时，可辅助抗生素，青霉素不过敏患者，可服用阿莫西林 5 天；青霉素过敏者可采用红霉素或克林霉素 5 天；若效果不佳可加服甲硝唑 5 天；对于缺乏感染抵抗力的患者、人工瓣膜、细菌性心内膜炎、先天性心功能不足、风湿等疾病患者应予以预防性使用抗生素；对于间隙感染患者，应采用常规大剂量抗生素防止感染扩散，同时体液、营养支持，避免面部热敷。当引流释放压力仍有疼痛患者，可辅助止痛药物，如布洛芬、扑热息痛等，但应避免过量服用同一种止痛药物引起药物中毒。

5）对于有严重并发症患者应及时转综合医院治疗：如患者出现吞咽困难、呼吸困难、视力受损、意识障碍等应及时转至综合性医院治疗。

（2）炎症控制后进行患牙评估，若有保留价值则保留患牙进行后续的根管治疗。

（3）常规处理：急性期过后，恒牙应完善根管治疗；根尖孔未闭合的患牙应在控制炎症的基础上采用根尖诱导成形或牙髓血运重建术诱导牙根继续发育，或行根尖屏障；完成根管治疗后尽快行永久修复。

5. 预防　针对病因进行相应预防：由于根尖周炎多来自于牙髓感染，故早期牙体牙髓疾病的预防及诊疗至关重要。总之，维持口腔卫生，定期口腔检查，早诊断、早治疗才能防微杜渐。

二、慢性根尖周炎

【概述】

慢性根尖周炎（chronic periapical periodontitis）是根尖周组织在长期慢性炎症刺激下形成的慢性炎症反应。组织病理学可表现为根尖周肉芽肿、慢性根尖周脓肿、根尖周囊肿和根尖周致密性骨炎。

【诊断要点】

1. 病史　多有牙体、牙髓病史，如龋病、牙痛、反复肿痛病史；或有口腔科治疗史，如不彻底的牙髓治疗病史，充填、修复病史；或有外伤病史。

2. 临床表现

（1）患者主观症状：无明显自觉症状，可有咀嚼不适，可伴牙龈反复起脓包。

（2）一般检查：可见病灶牙，如龋坏、充填物、变色牙等；探诊（−）；叩诊不适或无明显异常，患牙一般无明显松动；有窦型慢性根尖周脓肿可见窦道开口于牙龈或皮肤，挤压后有时可见脓液渗出；根尖周囊肿发展较大时叩诊可有乒乓感，甚至可见邻牙移位。

（3）特殊检查：冷热诊无反应；牙髓电测试无反应。

3. 影像学检查　X 线片可见病灶牙，如龋坏、充填物、不完善的根管治疗等；有窦型慢性根尖周脓肿可通过 X 线片示踪确认窦道来源；根尖周肉芽肿、慢性根尖周脓肿、根尖周囊肿均可见根尖区不同程度的透射影像，根尖周致密性骨炎可见根尖部局限性高密度影像；较大囊肿甚至可见患牙牙根外吸收、邻牙移位等。通常情况下根尖周的 X 线片表现是慢性根尖周炎的确诊依据。

【鉴别诊断要点】

1. 囊肿（球上颌囊肿、根侧囊肿、滤泡囊肿等）、良性肿瘤（成釉细胞瘤、牙源角化囊性瘤、牙骨质瘤、骨纤维瘤等）、恶性肿瘤

（1）临床表现：慢性根尖周炎与上述囊肿、良恶性肿瘤最主要的鉴别是上述囊肿及良恶性肿瘤牙髓检查多有活力，且可伴有非典型性疼痛或麻木。

（2）影像学检查：上述囊肿、良恶性肿瘤影像学检查病变范围较大，有些可出现多房性透射影像。

2. 牙骨质异常增生

（1）病因：根尖周致密性骨炎多由牙髓病变引起，由于机体抵抗能力强于细菌毒力，故表现为增生性改变；而牙骨质异常增生病因不明，常侵犯活力正常的健康牙。

（2）临床表现：牙骨质异常增生多无自觉症状；牙髓活力多为正常；常因拔牙困难或其他原因拍摄 X 线片时偶然发现。

（3）影像学检查：根尖周致密性骨炎可见根尖部局限性高密度影像；牙骨质异常增生 X 线片可见牙根粗大，有病例可见牙周膜间隙消失，牙根与周围牙槽骨粘连。

【治疗原则】

1. 去除病因　明确病因，去尽龋坏组织等感染源，局麻、橡皮障下开髓，清理冲洗根管，最好彻底行根管清理成形。

2. 引流　对于慢性根尖周脓肿，需建立通畅引流，阻止感染扩散。

3. 调𬌗　避免咬合力过大而加重根尖周炎症刺激及疼痛，同时减小治疗

过程中牙折的风险。

4. 恒牙应完善根管治疗或再治疗;根尖孔未闭合患牙应在控制炎症的基础上诱导牙根继续发育或行根尖屏障;完成根管治疗后尽快行永久修复;单纯根管治疗难以彻底清创者应进一步行根尖手术治疗。

【临床路径】

1. 询问病史　注意有无牙体牙髓病史,如龋病、牙痛、反复肿痛病史;或有口腔科治疗史,如不彻底的牙髓治疗病史,烤瓷冠修复病史;目前有无咬合不适,有无牙龈反复起脓包。

2. 口腔检查　可见病灶牙,如龋坏、充填物、变色牙等;探诊(－);温度测试无反应;电活力测试无反应;叩诊不适或无明显异常,患牙一般无明显松动;有窦型可见窦道开口于牙龈或皮肤,挤压后有时可见脓液渗出。

3. 辅助检查　常规拍摄 X 线片,主要依据 X 线片确诊:有窦型慢性根尖周脓肿可通过 X 线片示踪确认窦道来源;根尖周肉芽肿、慢性根尖周脓肿、根尖周囊肿均可见根尖区不同程度的透射影像,根尖周致密性骨炎可见根尖部局限性高密度影像;较大囊肿甚至可见患牙牙根外吸收、邻牙移位等。

4. 处理

(1) 去除病因:明确病因,去尽龋坏组织等感染源,局麻、橡皮障下开髓,清理冲洗根管,最好彻底行根管清理成形。

(2) 引流:对于慢性根尖周脓肿,需建立通畅引流,慢性根尖周炎最好第一次治疗时就能彻底根管预备,也利于引流。由于慢性根尖周炎患者机体自身免疫能力与病原菌毒力相对平衡,故一般不需配合使用抗生素。

(3) 调𬌗:避免咬合力过大而加重根尖周炎症刺激及疼痛,同时减小治疗过程中牙折的风险。

(4) 恒牙应完善根管治疗或再治疗;根尖孔未闭合患牙应在控制炎症的基础上行根尖诱导成形术或牙髓血运重建术,或行根尖屏障;完成根管治疗后尽快行永久修复;对于长期迁延不愈的慢性根尖周炎,包括部分难以控制渗出的难治性根尖周囊肿,以及真性根尖周囊肿即有完整囊壁独立于根尖外的囊肿,单纯根管治疗难以彻底清创者应进一步行根尖手术治疗。

5. 预防　由于慢性根尖周炎也多由牙髓疾病引起,故预防原则同急性根尖周炎,平时应注意口腔卫生,定期进行口腔检查,对于已有的牙体牙髓疾病应早期诊断治疗。

(叶玲　杨静)

三、非典型性牙痛

【概述】

非典型性牙痛(atypical odontalgia,简称 AO)是发生在正常牙齿及牙周支持组织的一种持续性疼痛症状,不与其他疼痛种类相符,不明原因的疼痛存在。国际头痛学会将其归为"持续性的特发面痛"中的一类慢性疼痛。非典型性牙痛曾有名称:"原发性牙痛""神经性牙痛""幻觉性牙痛""持续性牙痛""非典型面部疼痛"。近年来,对非典型性牙痛的发病机制的研究主要集中于心理性和神经性。抑郁症、心因性问题、更年期被视为该病的危险因素。由于临床医师对非典型性牙痛的认识不足,常导致误诊误治。

【诊断要点】

非典型性牙痛多用排除诊断,即通过病史和全面检查排除口腔和其他器官的疾患。

1. 病史　多见女性,年龄大于 30 岁。可能有偏头痛病史。在颌面部多见于上颌前磨牙和磨牙区。有辗转各家医院就诊史。可能有根管治疗史、根尖手术史、拔牙史等。

临床中典型病例的病史为:患者误诊为牙痛,为了解决持续性疼痛,进行根管治疗,无效,进而根尖手术,甚至拔牙,拔牙区探查及清创。每次治疗后短期内有所缓解,之后又回到原来疼痛症状,甚至症状加重。故患者常因牙痛而求治,治疗后虽可暂时缓解疼痛,以后多可复发。

2. 临床表现　牙及周围牙槽骨持续或几乎持续的疼痛,疼痛持续时间常超过 6 个月;疼痛可表现为持续性钝痛、搏动痛、放射痛和烧灼痛,但没有明显的局部诱因,不受温度刺激影响。

3. 临床检查

(1) 未查见牙体及牙周疾病;颞下颌关节检查未见异常。

(2) 痛区触诊可能敏感。

(3) 牙髓测试反应正常。

4. 影像学检查　根尖 X 线片检查正常。必要时,CBCT 检查:牙体、牙周、根尖周、牙槽骨、上颌窦、颞下颌关节等均未见异常。

【治疗原则与方案】

医师面对非典型牙痛患者,除了正确的诊断、排除患牙之外,还应耐心倾听患者的叙述,向患者耐心告知和解释。并寻求心理医师的帮助,避免不可逆和不必要的口腔科治疗。

1. 对患者的教育、解释以及心理治疗 非典型性牙痛患者受到慢性疼痛的影响，常常产生心理障碍，从而使原有的疼痛感受更加剧烈，并产生对医师的不信任感。因此，医师的心理干预与患者的心理调适是十分重要的。心理治疗应贯穿整个治疗过程。建议行专业心理治疗。

2. 局部和全身用药 对已经接受心理治疗的患者，若症状无明显改善，可适度采用局部用药的方式，包括表面用利多卡因等，可有一定的镇痛作用。在进行了局部用药之后，如果患者的疼痛症状仍未得到明显改善，可采取进一步的全身用药。全身用药：可用三环抗抑郁药，非甾体类抗炎药，N-甲基-D-天门冬氨酸(NMDA)受体阻断剂等。全身用药则建议转专业心理医师处治疗。

3. 预防 本病暂无有效预防措施，早发现、早诊断是本病防治的关键。同时，强调口腔科门诊遇到牙痛的患者，要全面检查，特别对无明显病因的牙痛，切忌随意行开髓治疗或拔牙术。

（李　文）

第八章

牙源性病灶与全身疾病

口腔微生物学之父——W. D. Miller 博士于 1891 年在 Dental Cosmos 杂志撰文,对口腔疾病与全身健康的关系进行了详细论证,首次提出了牙源性病灶学说。由于当时实验技术条件的限制,口腔疾病与全身健康的直接关系并未被证实。随着人类基因组学、人体微生物宏基因组学等技术的发展,关于牙体牙髓病与全身慢性系统性疾病之间的关系已得到逐一证实。因此,口腔医师在牙体牙髓病临床诊疗过程中需对以下三个问题引起足够重视:①系统性疾病可能导致与牙髓疼痛或根尖周透射影等类似的临床表现;②系统性疾病可能会促进牙体牙髓病的病变进展并影响其治疗预后;③牙体牙髓病感染状态可能会诱导远隔组织器官的感染。

一、牙源性病灶与糖尿病

【概述】

1. 糖尿病 是一组由多病因引起的以高血糖为特征的慢性代谢性疾病。长期血糖增高可导致大血管、微血管受损,并危及心、脑、肾、周围神经、眼、足等。糖尿病是影响我国人口健康的最常见慢性病之一。2016 年世界卫生组织报告指出,我国目前约有 1.1 亿名糖尿病患者,约占成年人口总数的 1/10。更为严重的是,我国近半数成年人(约 5 亿人)处于糖尿病前期,不仅带来罹患 2 型糖尿病的风险,也带来罹患心血管疾病及感染性疾病等其他疾病的风险。我国每年因糖尿病及其并发症死亡的人口接近 100 万人,其中近40% 为 70 岁以下过早死亡。我国目前有超过 53% 的糖尿病患者未得到诊断,仅有 25.8% 的糖尿病患者得到治疗。因此,口腔医师在临床工作中关注牙体牙髓病与糖尿病的关联,不但有利于牙体牙髓病的个体化诊疗实施,并对糖尿病的早期发现、并发症的及时防治,以及血糖的良好控制有重要意义。

2. 疾病关联 糖尿病患者根尖周病变发生率较非糖尿病者高;糖尿病患者根尖周病变治疗的成功率较非糖尿病者低;根尖周病变经牙髓治疗后,病变愈合情况与血糖控制水平密切相关。糖尿病患者根尖周病变延迟愈合的可能机制包括:①高毒力细菌在糖尿病患者根尖周部位富集;②糖尿病患者炎症细胞浸润,分泌大量炎性介质,诱导根尖周骨组织吸收;③高血糖导致糖基化终末产物(AGEs)堆积,后者与其受体(RAGEs)结合,诱导根尖周骨组织吸收。

【诊断要点】

1. 难治性根尖周炎患者 全身系统病史采集,并行空腹血糖及糖基化血红蛋白检测,明确是否伴有糖尿病。

2. 糖尿病患者血糖难以控制者 口腔常规检查,结合口腔影像学检查(X线片,必要时结合CBCT检查),明确是否存在牙髓及根尖周病,以及病变部位与病损范围。

【治疗原则】

1. 对于根尖周病变伴有糖尿病史的患者,应明确两种疾病在病程发展与治疗预后方面的紧密联系。

2. 糖尿病伴牙痛者应行全面口腔检查,确诊患有根尖周病者应纳入根尖周病易感人群管理方案,及时治疗,并定期随访。

3. 糖尿病伴根尖周病变的患者,应通过动态监测血糖及糖基化血红蛋白水平,指导牙髓治疗的时机和方案。

4. 糖尿病患者行牙髓治疗后根尖周病变愈合欠佳者,应通过血糖控制,促进根尖周骨组织愈合,并将患者血糖控制水平纳入是否行根管再治疗术,以及根尖外科手术的参考因素。

5. 糖尿病患者血糖控制欠佳者,应行口腔全面检查,排除是否存在根尖周病变。若发现明显根尖周病变,应及时行根管治疗,消除口腔局部感染灶,辅助患者血糖控制。

二、牙源性病灶与心血管疾病

【概述】

1. 心血管疾病 是指发生于心脏和血管循环系统的病变,包括冠心病、心内膜炎、心肌梗死等,是一类具有较高死亡率的多发性疾病。心血管疾病是目前世界范围内导致人类死亡的最大杀手。在中国,心血管疾病的发病率和病死率呈逐年上升的趋势。目前,我国心血管疾病患者 2.9 亿,其中高血压 2.7 亿、脑卒中至少 700 万、心肌梗死 250 万、心力衰竭 450 万,平均每 5 名成年人中就有 1 人患有心血管病。心血管疾病死亡原因占居民疾病死亡构成比的 40% 以上,已超过其他疾病(心血管 > 肿瘤 > 呼吸疾病 > 创伤 / 中毒 > 消化疾病等)成为首位死因。尤其急性心肌梗死的发病率、病死率占心血管疾病的首位。我国 2014 年急性心肌梗死病死率:城市为 55.32/10 万,农村为 68.6/10 万,严重威胁着人们的健康。对于口腔医师,在临床接诊牙体牙髓疾病患者不可忽略其心血管疾病,研究两者之间的关联,对于疾病的早期诊断和控制,防治并发症有重要意义。

2. 疾病关联 病例对照研究发现,心血管疾病患者的牙髓炎发病率较无心血管疾病患者高。另一方面,牙体牙髓疾病还可影响心血管疾病的发生、发展。根尖周炎患者心血管疾病发病率较无根尖周炎患者高。致龋微生物,包括乳杆菌、草绿色链球菌、格氏链球菌、血链球菌等,与感染性心内膜炎发病密切相关。此外,口源性变异链球菌在心瓣膜和动脉粥样硬化板块中检出率较高,且心血管疾病患者的非血清 C 型变异变球菌检出率明显较高,提示变异链球菌血清型变异可能与心血管疾病的发生相关。根尖周炎影响患者心血管疾病发生的机制可能与牙周病相似,即细菌感染导致局部炎症,产生炎性因子、毒素等释放到全身循环系统中,造成血管损害。

【诊断要点】

1. 对于主诉为"牙痛"的患者,应当警惕其可能为心绞痛。特别是口腔检查未发现明显导致疼痛的口腔疾病诱因,或反复治疗后牙痛症状未缓解的患者,应当建议其排查心血管疾病。

2. 由于牙髓钙化可能与动脉粥样硬化有相似的发病机制,且患有心血管疾病的患者在没有牙髓感染的牙齿中髓石发病率较高。因此,常规口腔科 X 线片检查髓石可作为潜在性心血管疾病早期的快速筛查方法。

【治疗原则】

1. 鉴于口腔感染性疾病与心血管疾病的潜在关联,对于心血管疾病患者,应当定期进行口腔检查,积极预防和治疗龋病、牙周炎等口腔疾病,可能有助于心血管疾病的治疗。

2. 对于心血管疾病易感人群(例如糖尿病患者),积极治疗口腔疾病可能有助于预防心血管疾病。

三、牙源性病灶与慢性肾脏病

【概述】

1. 慢性肾脏病 是指由各种原因引起的慢性肾脏结构和功能障碍,包括各种原发的、继发的肾小球肾炎、肾小管损伤和肾血管病变等。疾病晚期往往需要血液透析,甚至肾脏移植。慢性肾脏病发病具有"三高""三低"的特点。"三高"即发病率高、心血管病患病率高、病死率高;"三低"即全社会对慢性肾脏病的知晓率低、防治率低、伴发心血管病的知晓率低。随着人口老龄化以及糖尿病、肥胖和高血压患患者数的增加,慢性肾脏病发病率呈上升趋势。2016 年全球进行维持性血液透析患者数量近 300 万人,其中我国有近 50 万人。我国 40 岁以上人群慢性肾脏病的患病率大于 10%,知晓率却不足 5%。这意味着作为口腔医师,在临床将会遇到更多的伴有慢性肾脏病的患者。了解牙体牙髓病与肾病的关联,将有助于更好地诊治牙体牙髓疾病复杂病例,延缓慢性肾脏病的进展,减少并发症,减轻患者的痛苦及其所造成的社会经济负担。

2. 疾病关联

(1)慢性肾脏疾的患者龋病发生率较正常人更高。肾病患者口腔致龋菌,如变异链球菌、乳杆菌等检出量较正常人高,口腔唾液流率减低,机械除菌作用减弱。

(2)慢性肾脏病患者髓腔狭窄较为常见,甚至髓腔闭塞,可能与肾病继发甲状旁腺功能亢进、异常钙化有关。

【诊断要点】

1. 高龋人群,特别是伴有口腔干燥症状者,应注意全身系统病史的采集,明确是否患有肾病。

2. 慢性肾脏病患者通常为龋病、牙周炎易感人群,应定期进行全面口腔检查。

【治疗原则】

1. 对慢性肾脏病患者采取积极的龋病管理,从饮食、口腔卫生习惯等多方面加强龋病预防,定期检查,及时治疗。

2. 慢性肾脏病患者在治疗肾病的同时,应当注意牙周炎、根尖周炎等牙源性病灶的治疗。

四、牙源性病灶与胎儿发育

【概述】

1. 胎儿发育期包含从受精卵形成到胎儿出生的 40 周,其中前 8 周为胚胎发育期。胚胎发育期间,从单个受精卵细胞开始分裂、分化,最终形成内、中、外三胚层;其后的胎儿发育期则以组织、器官的迅速生长和功能日趋成熟为主要特征。整个胎儿发育期中,母体的各种不利因素均能影响胎儿的正常发育,尤其是早期的 3~4 个月,胚胎对致畸因素非常敏感。因此,对于妊娠期患者牙源性病灶的诊断与处理更需谨慎小心。

早产是指孕周小于 37 周的胎儿娩出,可能造成新生儿死亡、新生儿神经发育不全等严重后果,亦可危害孕妇健康。导致早产的原因不明,诱因众多,现在仍是妇产科学界的难题。孕妇口腔健康状况与早产有一定关系,在妊娠前及妊娠期间的口腔疾病管理与控制尤为重要。

2. 疾病关联 妊娠期宫内感染可能导致诸多孕期并发症,危害胎儿发育,亦是早产的危险因素之一。对胎盘微生物样本的宏基因组测序结果表明,与阴道、肠道、呼吸道等位点相比,胎盘微生物组与口腔微生物组最为类似。动物模型研究发现,将人唾液和龈下菌斑分别注射入大鼠尾静脉中,发现胎盘中定植的细菌多为口腔共生菌,并具有一定的特异性。此外,在羊水中相继检测出了伯杰菌、二氧化碳嗜纤维菌、单核细胞增多性李斯特菌、福赛斯坦纳菌、齿垢密螺旋体、微小消化链球菌、血链球菌、口腔链球菌及伴放线聚集杆菌等口腔细菌。因此,口腔细菌可能更易定植于胎盘,牙源性病灶可能通过微生物因素影响胎儿发育。此外,早产胎儿与足月产胎儿的胎盘微生物群落组成存在明显不同。Meta 分析发现,761 名早产孕妇中 349 人有宫内感染,病原体多达 87 种,其中除了生殖道病原体外,还包括呼吸道病原体以及常见口腔微生物,提示口腔微生物可能通过血液传播引起宫内感染,增加早产风险。牙髓及根尖周病可能通过两个途径对妊娠结局产生影响:①牙髓及根尖周病可导致宿主炎性细胞因子,如 IL-1β、IL-6、基质金属蛋白酶、TNF-α 等上升,从而导致早产;②细菌脂多糖可在根尖周炎情况下入血,刺激羊膜、绒毛膜产生 PGE_2 和 TNF-α,从而造成胎膜破裂,发生早产。此外,孕妇体内激素水平的变化还可导致牙髓及根尖周病的加重,后者可能通过上述两条潜在途径,对妊娠结局产生进一步影响。

【诊断要点】

1. 对备孕期女性患者,需进行全面细致的口腔检查及口腔卫生宣教。

2. 单次根尖 X 线片的辐射剂量对胚胎发育不会造成影响,但对妊娠期患者进行常规口腔科检查时,需避免不必要的根尖 X 线片;如口腔科急诊治疗时必须行根尖 X 线片检查,须让患者穿铅衣;避免使用全口牙位 X 线曲面体层片及 CT 检查。

【治疗原则】

1. 治疗时间的选择,应当综合考虑妊娠期患者的全身状况与口腔科疾病状况,必要时可与妇产科医师会诊以决定治疗计划。一般对于非急诊口腔科疾病,例如无明显牙髓症状的浅、中龋的充填治疗,洁牙,牙龈瘤的切除等,可尽量选择在孕中期(妊娠 4~6 个月)或孕后进行;对于一些口腔科急诊,例如急性根尖周炎、智齿冠周炎等,疼痛严重无法缓解或出现全身症状,则需立即进行治疗。

2. 治疗前,需与患者及其家属进行充分的交流沟通,缓解其紧张或抵触情绪;治疗中注意患者体位,尤其是孕后期患者,应避免长期卧躺,可使用靠垫等物品帮助患者获得舒适的体位。

3. 对于口腔局部麻醉,利多卡因等麻醉药物虽能透过胎盘屏障进入胎儿体内,但研究表明单次用于口腔局部麻醉的低剂量麻醉药物不会对胎儿中枢神经系统发育造成影响。对妊娠期患者,必要时能够进行局部麻醉,但治疗过程中应在保证有效控制疼痛的基础上尽量减低麻药使用剂量。

4. 谨慎使用抗生素。美国药物和食品管理局(FDA)根据对胎儿的危险性,对药物进行了分级(A、B、C、D、X 级),A、B 级分别代表在人体对照试验、动物实验中对胎儿无明确危害,妊娠期患者可使用;C、D 及 X 级药物则对胎儿有潜在或明确的危害,禁用或在疾病危胁孕妇生命时使用。常用抗生素中,青霉素类、头孢类(除拉氧头孢为 C 级)、大环内酯类属于 B 级,可酌情使用;孕妇慎用氯霉素类、喹诺酮类及磺胺类抗生素;禁用氨基糖苷类、四环素类及红霉素酯化物,早期还应避免使用甲硝唑、甲氧苄啶、乙胺丁醇、利福平。

5. 谨慎使用止痛药。妊娠期患者若疼痛症状严重,而又无法立即进行口腔科治疗时,可考虑使用对乙酰氨基酚类止痛药,但应谨慎,尽量减少用量,减短使用时间。

五、牙源性病灶与妊娠期口腔疾病

【概述】

1. 妊娠期口腔疾病

妊娠期女性由于激素水平及生活习惯的变化,易发生以下口腔疾病:龋病、牙髓及根尖周炎症、智齿冠周炎、妊娠期龈炎(瘤)及牙周炎。上述口腔疾病除本身所具有的口腔健康及全身健康危害外,还可能对孕妇、胎儿造成一定影响,进而影响医师的诊断与治疗方案。例如,疼痛可对孕妇造成巨大心理压力,并影响孕妇的饮食、睡眠质量;口腔疾病可导致孕妇进食困难,进而导致孕妇、胎儿营养不良;牙周疾病可能导致早产等不良妊娠结局(详见本章牙源性病灶与胎儿发育的相关内容)。对于妊娠期女性而言,预防此类口腔疾病的发生尤为重要,而口腔医师应当综合考虑妊娠期期因素及口腔疾病因素,决定适当的检查手段、治疗方法及治疗时机。

2. 疾病关联

妊娠期女性由于饮食习惯的改变,例如进食量和次数的增加,对酸性、甜味食物的偏好,可增加罹患龋病风险。此外,呕吐、反酸等妊娠期反应,可能导致口腔微生态环境 pH 值下降,而增加患龋风险。

女性进入妊娠期后,全身激素水平将出现较大改变;同时,牙龈作为女性激素靶组织,孕妇的口腔特别是牙周健康状况也将发生明显变化。有研究报道,当孕妇口腔卫生情况不佳时,体内高水平的活化孕酮可通过上调宿主牙龈组织对炎性物质的反应,并改变龈下菌斑的成分或比例,导致妊娠性龈炎、妊娠性龈瘤的发生。此外,激素水平变化导致宿主对炎性物质反应上调,亦可能导致原本存在的慢性根尖周炎急性发作,或诱发、加重智齿冠周炎。

【诊断要点】

详见本章"四、牙源性病灶与胎儿发育"的诊断要点。

【治疗原则】

详见本章"四、牙源性病灶与胎儿发育"的治疗原则。

(徐　欣　任　彪　彭　显　郑　欣)

第九章

常用治疗技术

一、舒适化治疗技术

【概述】

焦虑、紧张、恐惧是口腔科治疗中经常遇到的患者就诊时的表现,这些精神状态常影响人对疼痛的反应阈值,增加治疗难度。有效地控制和消除患者的焦虑、紧张和恐惧情绪,既是医者良好素质和技术的体现,也是保证专项治疗顺利成功的初始步骤。口腔治疗中的心理干预可以有效避免或缓减患者的焦虑、紧张和恐惧情绪,使口腔治疗无痛化、舒适化,有效提高医师的工作效率和诊疗质量。

【适应证】

适用于产生焦虑、紧张和恐惧情绪的患者,包括:曾有疼痛经历的患者;曾有不愉快就诊经历的患者;易受环境和他人影响的患者;敏感个体;对陌生事物有紧张感的患者。

【操作步骤】

1. 建立医患间有效而良好的交流 医护人员应该通过简短的交谈和观察,迅速获得患者的信任。首先是倾听,医护人员要全神贯注地倾听患者叙述病史,不要轻易打断患者的话,更不要对患者的叙述质疑。只要医者具有足够的耐心和同情心,不难做到医患之间的有效沟通。

2. 告知—演示—操作 医务人员在操作之前先告知患者将会做什么,使患者确信操作不会带来疼痛或仅有轻微不适,应用浅显易懂的话语和比喻向患者展示即将进行的操作,从而消除患者的焦虑、紧张和恐惧心理。

3. 开展口腔卫生知识教育 在治疗结束后,医师还应对患者家属、亲友进行保护性口腔教育宣传,提醒患者亲友保持自己良好的情绪,给予患者安慰和鼓励。

4. 适当安排复诊间隔时间　对于过度紧张和焦虑的患者,如果治疗的周期较长,应缩短首次就诊治疗的时间。首次就诊时解决主要主诉问题,缓解主要症状,给患者以适应的过程,然后再循序渐进的安排治疗。

【注意事项】

1. 医护人员应对患者所出现的任何一点焦虑或恐惧表现,通过自己的言语和表情表示理解、同情和关怀,切忌态度冷漠或训斥患者。

2. 减少环境的噪声,减少患者间的影响和干扰,尽可能为每位患者创造单独诊疗的环境。

3. 要合理安排就诊次序,尽可能减少患者的等待时间。遇特殊情况,一定要及时解释,以缓解患者的焦虑情绪。

4. 必要时,除心理化舒适技术外,予以镇静镇痛技术支持。

（张凌琳）

二、棉卷隔离技术

【概述】

棉卷隔离技术是口腔治疗操作中常用的隔离牙齿和保持术区干燥的技术之一,无论是在直接或间接牙体保存术中,棉卷隔离法由于操作简便且不需要额外器械而被临床广泛采用。

【材料选择】

灭菌棉卷

【适应证】

隔湿要求不很严格的情况,如常规检查、抛光等;对橡皮障材料过敏的患者。

【禁忌证】

需长时间隔湿操作或需严格隔湿的操作。

【操作步骤】

对于处于仰卧位的患者,治疗后牙时术侧通常需要三个棉卷来吸收唾液导管分泌的唾液以及术中产生的一些混合液体,其中一个位于上颌前庭沟,一个位于下颌颊侧前庭沟,另外一个位于下颌舌侧口底;在前牙的治疗过程中,下颌前牙通常需要颊侧和舌侧共两个棉卷来保持术区干燥,而上颌前牙最少需要颊侧前庭沟一个棉卷。若条件允许,橡皮障隔离技术能有效提升术区的隔离效果。

【注意事项】

1. 棉卷利用自身吸水能力保持术区干燥,因此其隔湿能力存在上限,若达到这一上限棉卷吸水饱和,则需立即更换棉卷。

2. 棉卷具有滚动的趋势,会降低其在术区贴附黏膜的稳定性。

3. 操作结束如发现棉卷干燥且与患者黏膜紧密贴附,需用水润湿棉卷后再轻柔取出,避免在完全干燥的情况下暴力取出棉卷而损伤患者黏膜。

(王诗达)

三、橡皮障隔离技术

【概述】

牙齿位于口腔唾液环境中,为了保证术区的干燥、清洁或防止治疗药物、器械误吸误咽,通常利用橡皮障将术区与唾液环境隔离开来。

【器材选择】

橡皮障、打孔器、打孔定位板、橡皮障夹、橡皮障夹钳、橡皮障支架、牙线、剪刀、润滑剂、橡皮障面巾。

【适应证】

1. 根管治疗;

2. 漂白治疗;

3. 牙体充填治疗。

【禁忌证】

1. 对乳胶过敏者;

2. 鼻呼吸困难者;

3. 心理因素不能接受橡皮障者。

【操作步骤】

1. 安装前处理 检查并处理局部软、硬组织等,确保不受增生牙龈、牙石、充填体悬突的不良影响,对于缺损面积大的牙齿需完成假壁的制作或安放正畸带环,对于残冠、残根、萌出不全的乳牙等可能在操作中触痛牙龈者,进行牙龈局部浸润麻醉。

2. 选择橡皮障 选择中厚型橡皮障,如要放置X线胶片使用浅色橡皮障;如要增加手术视野对比度选用深色橡皮障。

3. 打孔 橡皮障暗面朝向术者,在右上角(患者左侧)打一个确认孔,以便在使用橡皮障支架时易于定位。根据患牙的位置,比照打孔定位板,用打孔器在橡皮障上打出对应牙齿大小的 1~3 个孔,将橡皮障拉过打孔针。如果没有打孔定位板,上颌牙约在橡皮障上缘以下 2.5cm,由正中按牙位向下向外略成弧形,下颌牙约在橡皮障下缘以上 5cm,由正中按牙位向上向外略成弧形,需隔湿的牙越靠远中,孔就越靠橡皮障水平中线,预成式橡皮障无需打孔,在牙列对应的位置剪出穿孔即可。

4. 涂润滑剂　在橡皮障的组织面及孔周区域涂水溶性润滑剂,以便于橡皮障就位。在患者的嘴唇尤其是嘴角涂上凡士林或可可脂,以减少刺激。

5. 放置橡皮障及橡皮障夹。

(1)前牙区和前磨牙区放置法:多使用橡皮障优先法,即先将橡皮障就位,再安装橡皮障夹。具体是双手撑开橡皮障,由远中向近中逐个套入牙齿并推向牙颈部,邻面可用牙线帮助就位。再用对应前牙区和前磨牙区的橡皮障夹在避开术区的位置固定。

(2)磨牙区放置法:多采用“翼法”,即将橡皮障位于最远端的孔套在橡皮障夹的翼部,两者同时置于隔离牙上,或采用“弓法”,将橡皮障位于最远端的孔穿过橡皮障夹的弓部,两者同时送入口内置于隔离牙上。“翼法”利用翼部先撑开橡皮障孔,橡皮障夹钳从橡皮障上方夹住橡皮障夹送入口中置于待隔离牙上后,将橡皮障夹翼部的橡皮障推至橡皮障夹龈方即可。“弓法”是将橡皮障孔穿过弓部,橡皮障夹在待隔离牙上固定后再把橡皮障从橡皮障夹的弓部下方推至橡皮障夹龈方。还有安装橡皮障夹再安装橡皮障的方法,但对橡皮障的弹性或操作熟练度要求非常高而较少使用,同时应将长约 40~50cm 的牙线缠绕在橡皮障夹的弓部,并将牙线牵至口外以防止滑脱。

橡皮障夹就位时注意保护牙龈,夹的弓部位于术区远中侧,先放夹的腭侧夹口,并保持与牙齿接触,然后放置颊侧夹口,最后达到夹与牙的 4 点接触。橡皮障就位时轻轻拉伸橡皮障,将打好的孔通过相邻牙的牙尖或切嵴,如在后牙或当牙邻面接触太紧时则需用牙线帮助,牙线用手指绷紧,与牙邻面略呈角度轻轻滑入邻接触区,使橡皮障随着牙线进入邻间隙在牙齿邻面处,橡皮障应紧紧包裹牙颈部并反折,使待隔离牙完全暴露达到隔湿作用。

6. 检查正确放置的橡皮障应是固位良好,且患者无任何不适。应达到在操作期间患者不闭口或吞咽,具有理想的视野和操作进路。

7. 铺放橡皮障面巾。

8. 安装橡皮障支架　使用橡皮障支架做好橡皮障口外的固定和支撑，应尽可能减少褶皱以提供良好的操作区域和视野，同时注意勿使橡皮障阻挡鼻孔。

9. 在患者口腔内和隔离区均需用吸唾器，操作完成后撤去，同时去除橡皮障支架。

10. 拆除橡皮障的具体方法　①若为单颗牙，用橡皮障夹钳一同取下橡皮障夹和橡皮障即可，无需剪断橡皮障；②若为多颗牙，从唇、颊侧拉伸橡皮障，将指尖放在橡皮障与口腔软组织之间，以免损伤口腔软组织，剪断邻面橡皮障中隔后再一并取出。检查并用牙线或探针去除存留橡皮障碎片，冲洗，漱口。

【注意事项】

1. 对于剩余牙体组织过少或牙冠外形固位力差的患牙，可以选用高固位力的橡皮障夹，或将橡皮障夹的喙部进行调磨改形，使其喙部能卡抱于龈下根面；也可用树脂在患牙牙冠缺损处制作固位突或假壁，以利橡皮障夹的卡抱固位；必要时还可行冠延长术，或将橡皮障夹固定于邻牙。

2. 对烤瓷冠或全瓷冠上橡皮障夹时，要避免夹在瓷冠边缘，应将喙部卡抱于冠边缘的龈方。如果有全冠的牙齿只是作为橡皮障的固位牙而非治疗牙时，可以直接将橡皮障夹垫着橡皮障，夹在该牙上（橡皮障上不打孔），以减少橡皮障夹对冠的损伤。

3. 固定桥的基牙因为治疗需要上橡皮障时，可以将固定桥看作一个整体，在橡皮障上打一大孔，用邻牙固位。

4. 有时橡皮障的打孔处不能紧贴所显露的牙齿颈部，唾液可以从缝隙渗漏进入术区，或治疗中液体也可漏入口腔。这时可以用一些氧化锌类暂封材料、水门汀、牙周塞治剂等封闭渗漏处。

5. 橡皮障夹的卡抱力量对组织和修复体有潜在的损伤可能性。易受损的薄弱部位为边缘龈、牙颈部牙骨质、金属全冠和瓷冠的边缘等。

6. 在操作过程中，要密切观察，谨防橡皮障夹的滑脱，进而导致误吸等严重不良后果。

（柳　茜）

四、镇静与镇痛技术

镇静是指通过药物作用使患者的紧张情绪、恐惧心理得到改善和消除，达到精神放松、生命体征平稳，有利于配合诊疗的方法。镇痛是指采取以药物为主的治疗措施减轻和消除疼痛。镇静和镇痛是出于不同的治疗目的,对于口腔治疗患者的首要问题是减轻或消除治疗过程中的疼痛刺激,但同时也应考虑实施有效的镇静治疗,以减轻或消除患者的恐惧和焦虑,两者之间相互影响与相互加强。镇静与镇痛技术具体包括:笑气/氧气吸入镇静技术、口服药物镇静技术、静脉注射镇静技术、局部麻醉、全身麻醉技术。在此仅就牙体牙髓科常用的笑气/氧气吸入镇静技术、局部麻醉技术进行介绍。

（一）笑气/氧气吸入镇静技术

【概述】

口腔治疗中笑气镇静镇痛的主要目的是缓解患者的紧张情绪,同时也有一定的镇痛作用。笑气即氧化亚氮,是无色、有甜味的气体,短时间吸入即产生镇痛作用,主要作用于中脑导水管周围灰质的阿片受体发挥镇痛作用,镇痛效果强而镇静作用稍弱。目前,通过专门的笑气和氧气混合装置吸入一定比例的笑气对意识水平产生轻微的抑制,同时配合其他的镇痛手段,患者能够保持连续自主呼吸及对物理刺激和语言指令作出相应反应的能力。整个治疗过程中,患者意识存在,保护性反射活跃,并能配合治疗,起效和恢复迅速,在适量用药和操作正确的情况下几乎没有任何不良反应,安全性高,避免医源性心理创伤,同时降低因患者紧张、疼痛带给医师的压力,节约治疗时间,提高效率。

【适应证】

笑气只用于有轻度焦虑并能配合口腔诊疗的患者,对于极度焦虑、狂躁和反抗的患者无效。因此多数学者认为笑气/氧气吸入镇静技术只适用于4岁以上轻度焦虑的患儿。扁桃体肿大、鼻塞等呼吸道感染会妨碍笑气/氧气吸入;中耳炎、肠梗阻、气胸等闭合腔性疾病患者使用笑气/氧气吸入可引起相应并发症,不宜应用此技术。

【操作步骤】

1. 设备要求

（1）监护仪:应能进行心电、无创血压、脉搏血氧饱和度监测;

（2）吸引器;

（3）氧气及正压供氧装置;

（4）简易呼吸器等抢救设备;

（5）最好备有除颤仪;

（6）具有建立静脉通路的器具;

（7）口腔镇静镇痛专用的氧化亚氮 - 氧气混合镇静镇痛设备；

（8）专门的氧化亚氮回收装置及诊室通风设备。

2. 选择符合适应证的患者。

3. 治疗前患者的评估 笑气镇静前需要测量 6 个重要的数据：身高、体重、体温、血压、脉搏以及呼吸。血压、脉搏以及呼吸是很重要的生命体征，每次笑气镇静前都要测量。应将手术前后的生命体征数据进行比较，以评价镇静的复苏。有学者提出在镇静开始前做心肺听诊和呼吸道的评估，以排除呼吸道梗阻等气道异常的情况存在。在调整患者特别是儿童的用药剂量时，体重是最重要的因素，调整笑气浓度时则不需要考虑患者体重。

4. 患者的准备 虽然小剂量笑气镇静时一般不会发生呕吐，但是使用笑气/氧气吸入镇静的患者术前应在相应时间内禁食、禁水，使胃排空，降低患者因胃内容物呕吐造成误吸的危险。每次笑气镇静前，都应获得患者或患儿监护人的知情同意。

5. 患者的监控 患者的监控包括意识状态、肺通气量、血氧浓度/饱和度以及血流动力学。

6. 镇静流程 首先应告知患者流程，并给予演示。选择适合的鼻罩，以手指轻压使鼻罩与下唇紧贴，以便于鼻呼吸。固定好鼻罩后，先吸 3~5 分钟的纯氧，成年人的流速控制在 5~7L/min，3~4 岁的儿童控制在 3~5L/min，可以通过询问患者的舒适度来确定最终的气体流速。

观察气囊的收缩和膨胀情况，开始给予笑气，通常浓度从 20% 开始，然后每 60 秒增加 5%~10%，将笑气的浓度逐渐升至 30%~35%，监测 3~5 分钟。每次增加笑气浓度前都必须在前一浓度维持大约 30 秒，并与患者交流以观察是否出现理想的镇静体征：四肢及颌面部肌肉轻度放松；上睑下垂；目光呆滞；手掌打开，温暖、微湿；音调出现轻度变化；自述舒适放松。

治疗结束后停止笑气的吸入，继续吸入 3~5 分钟的纯氧，使血液内的笑气迅速扩散进入肺泡，以使患者尽快复苏。

【注意事项】

1. 对儿童来说，笑气的最大浓度一般不要超过 50%。整个口腔治疗期间笑气的浓度可维持在 30%~35%，或者仅用于局麻注射时，治疗时吸入纯氧。

2. 若在治疗过程中患者出现恶心、呕吐或过度镇静的表现（如出汗、脸色苍白），则应马上关闭笑气。

3. 镇静过程中必须确保氧气浓度不低于 25%，并且配备专门的监护、急救措施,如脉搏血氧计、心电图仪、二氧化碳浓度监测仪、听诊器、急救包等。在一名专职人员协助下,从治疗开始到结束直至患者完全复苏的过程中,对患者的心率、血氧饱和度、血压、呼吸等生命体征进行监护,并准备相应的急救设备,包括药物拮抗剂、负压通气设备、清理呼吸道的抽吸装置、高级的呼吸道设备以及复苏药品。

(二)局部麻醉

【概述】

本节所指的局部麻醉为在口腔治疗过程中,通过在局部或区域注射药物,达到消除口腔治疗中的局部感觉,尤其是疼痛感觉的过程。局部麻醉方法包括表面麻醉、局部浸润麻醉(骨膜上麻醉、区域阻滞麻醉)、髓腔内麻醉、牙周膜间隙麻醉(牙周韧带内注射法)、神经传导阻滞麻醉。本节主要介绍牙体牙髓科常用的局部浸润麻醉、髓腔内麻醉及神经传导阻滞麻醉。

【适应证】

1. 局部浸润麻醉　适用于成人上颌单颗牙的牙龈组织、牙槽骨、牙周膜和牙髓的麻醉;儿童上、下颌单颗牙的牙龈组织、牙槽骨、牙周膜和牙髓的麻醉。

2. 髓腔内麻醉　适用于根管预备时牙髓麻醉不全的补充麻醉,也可单独用于麻醉牙髓组织。

3. 牙体牙髓科常用神经传导阻滞麻醉

(1)上牙槽后神经阻滞麻醉:适用于上颌磨牙及其周围组织和上颌结节周围组织的麻醉(上颌第一恒磨牙的近中颊根可能出现麻醉不完全)。

(2)下牙槽神经阻滞麻醉:适用于同侧下颌骨自磨牙后区至中线范围内,包括牙槽骨、牙髓和牙周膜的麻醉。

【药物选择】

1. 利多卡因(lidocaine)　又称赛罗卡因(xylocaine),性能稳定,起效快,90%经肝代射。可用于表面麻醉和局部麻醉。常用剂型为 2% 盐酸盐 5mL,一次用量 5~10mL,最大用量不超过 400mg。加入肾上腺素(1∶100 000~1∶250 000),减少毒性并延长作用 50%~100%。注意:①严重的房室传导阻滞患者及脉搏小于 55 次/分者禁用。对加有肾上腺素的利多卡因,遇下列情况时应慎用:高血压、动脉硬化、心律不齐、甲状腺功能亢进症、糖尿病、各类心脏病等。②一次最大剂量为 400mg。③一般口腔内科治疗局部麻醉不会出现过量用药,但儿童患者应注意。过量用药的毒性反应表现为神志消失、呼吸抑制或一时性麻痹、惊厥和周围循环抑制症状。行人工呼吸,保持不缺氧,并同时使用抗惊厥药,可控制病情。

2. 阿替卡因(articaine) 常用为复方盐酸阿替卡因注射剂。含 4% 阿替卡因、1:100 000 肾上腺素,为每支 1.7ml 的注射剂。多用于局部浸润麻醉,适用于成人及 4 岁以上儿童。对局部麻醉剂高度敏感、严重肝功能不全、胆碱酯酶缺乏、阵发性心动过速、心律失常、窄角青光眼、甲状腺功能亢进者禁用。患高血压、糖尿病及应用单胺氧化剂治疗的患者慎用。另外,此药可致运动员药检阳性。注意注射时间需大于 1min。

3. 普鲁卡因(procaine) 又称奴弗卡因。局部麻醉使用的浓度为 2%,一次用量 40~100mg。可用于局部浸润和传导阻滞,注射后 3~5 分钟开始起作用,维持 30~40 分钟。本药在体内代谢快,代谢产物经肾排出。常用剂型为 2% 盐酸盐和加有肾上腺素的肾上腺素普鲁卡因。常加入肾上腺素(1:100 000~1:20 000)以增加血管收缩,减少吸收速度,增强麻醉效果,可使作用时间达 2 小时。普鲁卡因对心肌有抑制作用,局部麻醉时要严格掌握用量,一次最大用量不得超过 1g。注射前一定要回抽无血,避免进入血管。普鲁卡因局部麻醉用量不会导致中毒反应,但偶有报告个别患者出现程度不等的过敏反应甚至高敏反应。近年来,随着更有效的新型局麻药的普及,普鲁卡因正在逐渐淡出牙体牙髓病治疗领域。

4. 丁卡因(tetracaine) 又称地卡因(dicaine),是长效酯类麻醉药,脂溶性高,穿透力强,表面麻醉效果好。毒性大于普鲁卡因 10 倍,不适于局部浸润或阻滞麻醉用。常用 2% 浓度,局部涂用,3~5 分钟显效。主要用于黏膜表面的麻醉。用于牙龈尤其是腭侧牙龈时,因组织的角化层厚,药物的穿通效果不理想。为使药物能够局限于作用部位,表面麻醉剂常加入一定赋形剂,如甘油、矿物油、纤维素类等,混合制成凝胶状糊剂。

【操作步骤】

1. 仔细询问患者全身疾病史、用药史、药物过敏史。对有心血管疾病者,慎用加有肾上腺素的药物。对有过敏史的患者,慎用普鲁卡因类药物。

2. 了解各类局麻药的作用特点和药物特性,避免过量用药。

3. 局部浸润麻醉注射针的斜面应和骨面平行进入组织,针头碰到骨面时应略回抽少许,避免进入骨膜下,注射麻药前需回吸无血,注射药物需缓慢。根据不同需要确定药量。成年人、老年人,牙髓和牙根手术时,用药量要略多一些。

4. 髓腔内麻醉 在髓腔的露髓处先滴少许麻药,待表面麻醉后将注射针缓慢插入髓腔,边进入边注射麻药。若髓室顶已完全去除,可将麻药置于髓腔,用髓针将药液缓慢导入根管。所用药物以渗透性较强的 2% 丁卡因为好。

5. 上牙槽后神经阻滞麻醉 注射时患者应取坐位,头微后仰,上颌牙殆平面与地面成 45°,半张口,术者以口镜拉开唇颊组织。自上颌第二磨牙颊沟处进针,沿上颌骨骨面向上向后达上颌结节后方,亦即最后一颗磨牙根尖区再向内的 0.5cm 处,总进针深度为 1.5cm,注射针头向内向后与咬合平面成 45°。到达注射部位时,需回吸无血,即可注射麻醉药液 1.5~2.0mL。由于注射的部位接近翼静脉丛,要特别注意:①不要进针太深,以免碰及翼静脉丛,进针时边行进边注射有助于防止刺破血管;②不慎刺破血管,如果出现血肿,可在局部加压冷敷;③儿童患者由于上颌骨疏松,涉及上颌牙的麻醉一般通过局部骨膜上麻醉即可得到满意的效果。

6. 下牙槽神经阻滞麻醉 注射时,嘱患者大张口,下颌牙殆平面与地面平行。将注射器放在对侧口角,即第一、第二前磨牙之间,与中线成 45°。注射针应高于下颌咬合平面 1cm 并与之平行,向翼下颌皱襞前外方,于颊脂垫尖端进针,推进 2.0~2.5cm 可达骨面,回吸无血,注射药液 1~1.5mL(麻醉下牙槽神经)。将注射针退出 1cm,注射 0.5~1mL 药液(麻醉舌神经),针尖逐渐退至肌层、黏膜下时注射麻醉药液 0.5~1mL 以麻醉颊神经。儿童下颌孔的位置在乳牙列时,位于下颌咬合平面以下,以后随恒牙萌出逐渐上升,至第一恒磨牙完全建立咬合时,才高于咬合平面连线的 0.5cm,因此进针点要视年龄而下移少许。当解剖标志不清楚时,也可使针的方向与同侧后牙的咬合平面连线相同,沿此方向,贴着下颌升支内侧,到达升支中 1/3 与外 1/3 交界处,注射药物。通常需注意:①患者取仰卧位时解剖位置的变化,需及时调整进针方向;②儿童不同发育期下颌骨的发育程度,需调整注射点;③缓慢进针,边进针边注射药液,有助于减少疼痛,避免刺破血管和神经;④麻醉牙髓神经时,应适当增加药量。

【注意事项】

1. 临床中常出现局部麻醉效果不好或麻醉不完全的情况,可能与下列原因有关:①注射点不正确;②药量不足;③局部炎症;④误将麻药注入血管;⑤解剖变异或者由于患者体位的变化没有掌握正确的解剖标志;⑥嗜酒、长期服用镇静剂、服兴奋剂者。

2. 使用推荐药量的局部麻醉很少出现不良反应,但偶尔出现的异常情况,亦应引起重视。对轻微反应予以密切观察,万一出现症状加重,必须及时请有关专家处理。

（张凌琳）

五、显微放大技术

【概述】

显微放大技术是指利用光学系统或电子光学系统设备进行放大操作或检查的技术，其将照明和放大，以及新型显微器械的使用有机地结合起来，能提供精确的、可预见性的操作，减少传统手术因无法直视造成的不确定性。

【器械选择】

口腔科手术显微镜

【适应证】

1. 牙体病情诊断　显微放大技术对于修复体边缘密合度的检查及隐裂牙的诊断具有重要意义，此外，对于临床怀疑纵折的牙体，可通过观察根管内壁情况得出结论，避免手术翻瓣探查或其他有创性检查。

2. 定位根管口　口腔科显微放大技术在探寻隐匿根管口、髓腔完全钙化患牙的根管口及中上段钙化根管的根管口的过程中很有帮助。口腔科手术显微镜优势的其中一个重要体现就是对上颌第一、第二磨牙近颊第二根管（MB_2）的镜下探查。近年来文献报道 MB_2 检出率不断上升，提示这一变化是显微放大技术提升术者探查效率的结果。

3. 根管再治疗　显微放大技术使术者能够较为容易地在直视下从充填稀疏的根管中取出牙胶等根管充填物，同时也能在更为复杂、耗时的操作过程中发挥作用。

4. 取出分离器械　根管内器械分离在牙髓治疗过程中是最令人烦恼的并发症之一，在显微放大技术的基础上配合专用超声器械或相继面世的专用分离器械取出装置，大部分分离的器械都能够被成功地移除。

5. 修补穿孔　借助高放大倍数及高流明照度的口腔科手术显微镜，使得从根管内通路精确定位及修补根管 - 牙周膜韧带之间的穿孔变得简单。

6. 显微根尖外科手术　根尖外科手术是最受益于显微放大技术的治疗手段之一。相比传统根尖外科手术，显微镜的引入使得手术切口更精确，皮瓣复位也更精准，术后一般不会产生瘢痕。甚至有些时候侧支根管的根面开口在术中也可以被定位、预备以及封堵，达到立体封堵根管系统的效果。

7. 软组织管理　在牙髓外科手术皮瓣管理中最常见的错误是在做切口、

翻折、对接以及缝合时对皮瓣造成的不必要的损伤。显微放大技术能够保障术中对组织瓣有效的保护。

【操作步骤】

1. 调节术者的体位　术者采用坐位，后背直立，大腿平行于地平面；两肘弯曲保持两前臂与地面平行，同时肩膀和手臂放松，以保证手腕和手指等精细运动关节能够进行自如地运动。

2. 调节牙椅的位置　术者坐姿稳定后调节牙椅位置，使得术者手指在患者上颌牙列附近，此时牙椅的靠背后缘需有足够的空间容纳术者的腿，同时又要为显微镜的焦距预留足够的上部空间。如果牙椅太高，导致术者肩过度上抬造成肩部疼痛；如果牙椅太低，又会压迫腰部造成腰背部疼痛。

3. 调节显微镜的位置　移动显微镜的位置使得术区位于视野范围内。为使术者时刻保持最舒适坐姿，显微镜应尽量处在垂直位置而不与垂直轴产生角度；但在实际操作中为获取特定的视野或角度并不一定遵循这一原则。

4. 调节目镜间距到瞳距　双眼直视目镜并同时观察，将两只目镜向中间聚拢或向两边展开，直到两只眼睛同时看见且只看见一个圆形视野，记录下目镜上方的一个"50—75"的示数，此示数为瞳距。记下这个瞳距，在下次观察或者在别的显微镜观察时，直接调至这个示数即可。

5. 微调患者的头位与体位　根据术区的定位对患者头位或体位进行微调，使得术区位于显微镜视野的中心。

6. 屈光度调节　分别对两支目镜进行屈光度调节，使得两眼所见物体保持在同一焦平面，这样才能保证在不同放大倍数下图像能够始终保持清晰。

7. 精细对焦　由低倍到高倍逐级升高物镜放大倍数直到满足术者操作需要。在每一级调节过程中粗调焦完成后缓慢转动准焦旋钮直到焦平面上的图像清晰为止。

【注意事项】

1. 符合人体工程学的操作姿势　良好的显微镜操作体位是预防牙医职业病的关键。

2. 术区的移动　当显微镜放大倍数很高的情况下，患者的微小移动或显微镜的轻微抖动都可造成焦点的明显位移。当术者主动调整显微镜位置时很容易将目标移出视野，因此在变换操作区域前需将显微镜物镜调至低放大倍数，重新对焦后再进一步放大。

（王诗达）

六、窝洞预备技术

【概述】

采用牙体外科手术的方法去除龋坏组织,并按要求备成相应的洞形,窝洞具有一定的抗力、固位形状和便利性,能充填、容纳和支持充填材料,达到恢复牙齿外形和功能的目的。

【器材选择】

高速手机、低速手机、裂钻、球钻、金刚砂车针、挖器。

【适应证】

用于前后牙常规修复能获得足够的抗力与固位,恢复牙齿外形、功能及正常咬合、触点关系的牙体龋损。为银汞合金材料设计的窝洞预备一般应用于后牙Ⅰ、Ⅱ类洞的制备;树脂材料的窝洞预备应用于前后牙所有洞形。

【窝洞预备原则】

(一)去净龋坏组织

一般根据牙本质的硬度和着色两个标准来判断龋坏组织是否去净。

(二)保护牙髓组织

熟悉牙体组织结构、髓腔解剖形态及增龄变化,防止意外穿髓;操作中应注意钻磨的同时,用水冷却并注意间断操作,或使用锐利器械机械去除,特别是制备深窝洞时不向髓腔方向加压。

(三)尽量保留健康牙体组织

要求尽量不作预防性扩展,而是加强龋病预防措施、应用防龋充填材料,对发育缺损的𬌗面点隙裂沟可采用釉质成形术、窝沟封闭或预防性树脂充填等。

(四)预备一定抗力形和固位形

1. 窝洞的主要抗力形制备　抗力形是使充填体和余留牙体组织获得足够的抗力,在承受正常咬合力时不折裂的形状。主要体现如下:

(1)一定洞深和洞宽:既体现充填体抗力形,也体现余留牙抗力形。窝洞的一定深度指的是使充填体能承受正常咀嚼压力的最小厚度。一般洞深要求在釉牙本质界下 0.2~0.5mm,不同部位的窝洞所要求的深度不一样。𬌗面洞釉质较厚,且承受咬合力大,洞深应为 1.5~2mm;邻面洞,釉质较薄,且承受咬合力小,洞深 1~1.5mm 即可。不同充填材料要求的洞深也不一样,抗压强度小的材料要求洞的深度较抗压强度大的更深。银汞合金的最小厚度为 1~1.5mm;

复合树脂未做特殊要求。现代牙体修复学强调,洞宽在去除龋损与无基釉的前提下,宜窄而不宜宽,尤其跨越边缘嵴的部位,应以保持洞壁厚度与牙尖等功能部位的相对完整为原则,对牙体和修复体的抗力都有帮助。

(2)底平壁直,点、线角清晰,稍圆钝。

(3)阶梯结构:主要针对双面洞牙体的抗力,常见为𬌗面洞底与邻面洞的轴壁形成阶梯。髓壁与轴壁相交形成的轴髓线角是应力集中区,应制备圆钝。邻面的龈壁应与牙长轴垂直,并要有一定深度,不得少于1mm。

(4)窝洞外形:𬌗面窝洞外形线应呈圆缓曲线,避开承受咬合力的尖、嵴。

(5)尽量保留最窄处宽度0.5mm以上的牙体组织、斜嵴或横嵴,去除无基釉,如龋洞范围小,洞缘间的距离大于0.5mm时,应制成两个单独的洞。无基釉是指缺乏牙本质支持的釉质,在承受咬合力时易折裂,前牙及非应力区的无基釉质可保留,侧壁应与釉柱方向一致,防止形成无基釉。

(6)处理薄壁弱尖:薄壁弱尖是牙齿的脆弱部分,应酌情降低高度,减少𬌗力负担。如外形扩展超过颊舌尖间距的1/2则需降低牙尖高度,并作牙尖覆盖。

口腔内各个牙位承受咬合力的大小是不同的,牙体各部位所承受的咬合力也不同。在预备抗力形时要考虑余留牙和充填体所承受𬌗力的大小而对抗力形提出不同的要求。

2. 窝洞固位形的制备 固位形是防止充填体在侧向或垂直方向力量作用下移位、脱落的形状。窝洞的固位形必须具有三维的固位作用方能保持充填体的稳固。窝洞的基本固位形结构包括:

(1)侧壁固位:窝洞有足够深度,呈底平壁直的盒状洞形,使得具有一定深度的侧壁和充填材料之间的摩擦力而产生固位作用,防止充填体沿洞底向侧方移位。

(2)形状固位:主要的原理是机械固位,是在脱位力相反的方向上制备开口小、底部大的特定形状结构,从而起到扣锁作用,防止充填体在水平向及垂直向等的脱位。根据窝洞的不同部位和大小做成不同的形状,包括倒凹、固位沟、梯形、鸠尾等。

1)倒凹固位:如后牙𬌗方单面洞窝洞,可在洞底的侧髓线角或点角处平洞底向侧壁牙本质作出潜入的小凹即倒凹。连续的倒凹叫固位沟,有时也可沿线角作固位沟,充填体凸入倒凹或固位沟内,形成洞底略大于洞口的形态。倒凹一般作在牙尖的下方;固位沟应作在具有一定厚度的牙本质侧壁上,倒凹和固位沟不宜作得太深,一般以0.2mm深为宜。如果窝洞深度足够,侧壁固位良好,深度大于宽度并不需再行设计倒凹或固位沟。后牙𬌗面 I 类洞,由于釉柱排列方向向窝沟底聚合,所备成的洞侧壁略向洞口聚合,形成洞底略大于洞口的洞形,特别在牙尖高陡的𬌗面,聚合较明显,也不作倒凹。

2)鸠尾固位:制备后牙邻𬌗面洞时,𬌗面多使用鸠尾固位,鸠尾的制备要求与邻面缺损大小相匹配,使充填体在受力时保持平衡。鸠尾要有一定深度,特别在峡部,在预备鸠尾时应顺窝洞扩展,避开牙尖、嵴和髓角。鸠尾峡的宽度一般在后牙为所在颊舌尖间距的 1/4~1/3,最低为 1.5mm。鸠尾峡位置不能和同为应力集中区的轴髓线角重叠,应位于其内侧,𬌗面洞底的𬌗方。

3)梯形固位:制备后牙邻𬌗面洞时邻面多考虑梯形固位,即将邻𬌗洞的邻面制备成龈方大于𬌗方的梯形,防止充填体垂直方向的脱位,此种固位多用于双面洞。

充填体的固位与充填材料、窝洞涉及的牙面数、抗力形都有关系,应根据具体情况权衡设计。

(五)兼顾便利性

便利性包括入洞、充填、清洁等方面,设计窝洞时应同时考虑从窝洞预备、入洞制备和充填的便利性,尤其当制备原则相互冲突,而制备的技术或工具又不能提供充分条件时,比如考虑了牙体抗力形入洞困难而无法去尽龋坏,严密充填就可能牺牲部分牙体的抗力。窝洞边缘位置的设计还需考方便清洁,如邻面洞窝洞颊舌边缘应至自洁区,龈缘与相邻牙面至少有 0.5mm 宽的间隙。

【操作步骤】

(一)寻找入口,进入病变区

通常需开扩洞口,寻找进入龋损的通道。咬合面潜行性龋洞口很小,下方破坏大,需先去除洞口的无基釉,扩大洞口。而邻面隐匿龋损根据是否破坏触点而采取不同的方式进入。后牙邻面龋,在接触点已破坏时,应磨除釉面相应边缘嵴,从𬌗面进入龋洞。如尚未累及接触点,仅局限于牙颈部,可从颊或舌腭侧进入。前牙邻面洞一般考虑就近原则,如龋损靠近唇面,可从唇面进入;如龋损靠近舌面则从舌侧进入;如果龋损同时累及唇面和舌面,则选择便于器械操作的牙面即唇面进入。如果相邻牙的邻面也发生龋损,首先预备龋损较大的窝洞,然后再备较小窝洞。应以高速、间歇、水雾冷却的方式从边缘嵴进入病损区,进入角度垂直于釉质面,注意避免损伤邻牙。

(二)扩大洞口,去尽龋坏

从入口进入病损区后,应先去尽感染的龋损组织,主要通过两个标准判别是否达到此目的。第一是硬度标准,主要通过术者的触觉来判断,即术者用挖器、探针及钻针钻磨时的感觉,龋坏用器械探查时质地明显变软。第二是着色标准。慢性龋颜色较深,但质硬的牙本质应予保留。急性龋可采用 1% 酸性品红丙二醇溶液染色,龋坏组织被染成红色,正常牙本质不被染色。外伤性牙折的牙体预备此步通常可忽略。

（三）设计窝洞外形

以病变为基础设计;洞缘扩展到健康的牙体组织;外形线尽量避开牙尖和嵴等承受咬合力的部位;外形线呈圆缓曲线,考虑洞缘所在部位釉柱的方向。根据在不同牙面釉柱方向的差异,使釉质壁的釉柱止于健康牙本质。银汞合金洞面角应为 90°,邻面的颊舌洞缘应位于接触区以外,分别进入楔状隙,龈缘与邻牙之间至少应有 0.5mm 宽的间隙,不必扩展到龈下。如果邻面龋损累及根面,窝洞的龈缘只扩展到健康牙体组织,应尽量位于牙龈边缘的𬌗方,防止龈沟中的充填体边缘对龈组织造成不良刺激。

（四）设计制备抗力形和固位形

银汞合金窝洞预备技术要求较高,是窝洞预备的基础,又因随着牙色材料的发展银汞合金基本不再用于前牙,故先说明银汞合金作为充填体的后牙 Ⅰ 类洞、Ⅱ 类洞的窝洞预备,再说明树脂类材料充填前、后牙的窝洞预备。

1. 后牙银汞合金充填Ⅰ类洞预备

（1）𬌗面窝沟单面洞预备:充填体和余留牙抗力形主要体现在洞深 1.5~2mm,洞缘角呈直角,点、线角清晰稍圆钝,洞底平坦(深的窝洞应垫平洞底),与𬌗面外形一致,如下颌第一前磨牙颊尖高、舌尖低,洞底平于𬌗面而与水平面呈斜平面关系,窝洞的外形呈圆缓曲线;固位形主要靠𬌗面窝洞的侧壁摩擦固位,要求为典型的盒状洞形、侧壁略向洞口聚合,必要时可增加倒凹等形状固位。

（2）磨牙颊、舌(腭)面单面洞制备:磨牙颊、舌(腭)面点隙沟龋范围小时可制成单面洞,制成洞口略小于洞底的洞形,不做预防性扩展。

（3）磨牙双面洞制备:当𬌗面窝沟龋延伸与颊、舌(腭)面的沟裂龋相连,或颊、舌(腭)面龋损范围较大,使𬌗面边缘嵴脆弱时,应备成颊、舌(腭)𬌗洞。颊、舌(腭)面部分需沿颊、舌(腭)沟制成长条形,近远中宽度及龈壁深度不得小于 1.5mm,龈壁与牙长轴垂直,近、远中壁相互平行或略向𬌗方聚合,体现梯形固位,不向近、远中扩展,龈壁止于沟的末端即可。𬌗方固位形可制成鸠尾固位形,而颊、舌(腭)面也可以在近远中和(或)龈壁与轴壁相交的线角处作固位沟。

上颌磨牙沿𬌗面远中沟、下颌磨牙沿𬌗面中央沟扩展,形成鸠尾。

2. 后牙Ⅱ类洞银汞合金充填的制备　根据病变范围可预备成单面洞或双面洞。如果边缘嵴被破坏,可直接入洞;若病变未累及接触区者,可制成单面洞或双面洞。

(1) 确定后牙邻𬌗面洞邻面制备的深度。邻𬌗面洞的常规一般先备邻面部分,如果邻面与𬌗面龋损深度基本一致且连为一个窝洞,不伤及牙髓的情况下则不必制备阶梯,可理解为一侧洞缘在边缘嵴的盒状洞;如果龋坏向邻面龈方延伸,则需制备有阶梯的Ⅱ类洞。制备一般在接近龋损牙面的边缘嵴内侧窝开始,以裂钻向𬌗面扩展。

(2) 𬌗面初步成形:邻面初步成形后,根据𬌗面解剖形态,向𬌗面顺龋坏发生的沟裂扩展,注意保护中央窝、横嵴或斜嵴,形成鸠尾峡和鸠尾。𬌗面部分制备完成后再进一步修整邻面。

(3) 邻面洞洞缘位置和形态:邻面洞𬌗方洞缘颊侧壁大幅度偏向颊侧,形成 S 形曲线或反曲线,而舌侧壁则成一略带弯曲的平伸直线;近远中邻面洞缘的颊、舌壁应越过接触区,达自洁区,扩展程度与邻面突度有关,突度大,接触区小、颊、舌楔状隙大、扩展少;反之,邻面突度小,则扩展多,龈壁位置应位于接触点根方的健康牙体组织,与相邻牙面至少有 0.5mm 宽的间隙。

(4) 邻𬌗面洞底壁的制备:髓壁与𬌗面平行,轴壁略向髓壁倾斜,轴髓线角应圆钝。

(5) 邻𬌗面洞固位形的制备:可以在颊、舌和(或)龈壁与轴壁相交的线角处作固位沟,防止邻面部分在水平分力作用下向邻方移位,无阶梯的双面Ⅱ类洞可以在𬌗面直接制备邻方开口小、邻侧壁相对较大的盒状洞,防止水平方向的脱位;有阶梯的双面Ⅱ类洞在𬌗面洞预备鸠尾固位形,邻面洞颊、舌壁略向𬌗面聚合,形成龈方大于𬌗方的梯形。

后牙邻面牙颈部龋损,未累及邻牙接触区,作单面洞有困难时,可从颊或舌方进入,预备成邻颊洞或邻舌洞,在颊或舌面作鸠尾,预备原则与邻𬌗洞相同。如龋损范围小,则不必向颊面或舌面扩展作鸠尾,只需在𬌗轴线角和龈轴线角作固位沟即可。

后牙邻面龋损在相邻牙缺失时,或龋接近牙颈部且牙龈退缩,器械容易进入者,可只在邻面作单面洞,预备成盒状洞形,洞底与邻面弧度一致,略呈突面,在𬌗轴线角和(或)龈轴线角作固位沟或倒凹。

3. 前牙Ⅲ类洞树脂充填窝洞预备　去尽龋坏即可,如涉及根面,此部位按银汞合金充填窝洞的预备方法进行,而洞缘釉质部分则根据窝洞大小考虑是否预备斜面。

4. 前牙Ⅳ类洞树脂充填窝洞预备　为高应力区,为提高固位力,可增加斜面宽度。

5. 前、后牙Ⅴ类洞树脂充填窝洞预备　对小到中等的、完全位于釉质内的Ⅴ类洞缺损不需特殊预备,磨损或酸蚀症导致的颈部龋损需要用金刚砂钻将洞壁磨粗糙,在釉质洞缘预备斜面。如有较大的根面龋损但尚存釉质壁,则在银汞合金预备洞形要求的基础上增加对釉质洞缘斜面的预备,轴壁深度为0.75mm,釉质斜面宽度为0.25~0.5mm;如根面龋损全无釉质壁,则完全按银汞合金洞形预备的要求,洞缘均呈直角,轴壁深度为0.75mm,可根据情况在龈轴或切轴线角处预备深为0.25mm的固位沟。

6. 前、后牙Ⅰ类洞树脂充填窝洞预备　如果窝洞较大,方法与银汞合金修复的Ⅰ类洞预备相同,尽量保留牙尖和边缘嵴,前磨牙边缘嵴应保留1.6mm,磨牙边缘嵴应保留2mm;如果同时累及𬌗面及颊舌面窝沟的Ⅰ类洞。通常𬌗面常规预备,颊舌面使用火焰状金刚砂钻以45°预备洞缘釉质斜面;如窝洞较小,用小号球钻去尽龋坏即可。

7. 后牙Ⅱ类洞树脂充填窝洞预备　如果窝洞较大或伤及边缘嵴,邻面触点,与银汞合金Ⅰ类洞的预备方法相同,注意不需预备辅助固位形,𬌗面部分洞缘不需预备斜面,洞缘不需呈90°直角,扩展时更加保守。而较小的窝洞也是去尽龋坏即可。如边缘嵴未被破坏但病变已累及接触区,传统上多备成邻𬌗面洞,但若龋损距离边缘嵴2.5mm以上,也有从𬌗面进路去腐制洞进行隧道式窝洞预备,以保持患牙边缘嵴完整性的设计。如未伤及触点则从颊舌方向入洞进行预备,龈壁洞缘一般不需预备斜面,颊侧壁和舌侧壁则需要预备斜面。在微创牙科概念的影响下,如邻面龋损距离边缘嵴较近的病例也可采用微型盒状窝洞预备,选用一细小的金刚砂裂钻从𬌗外展隙小心地去除腐质,同时尽可能保存边缘嵴的完整,窝洞边缘至健康牙体组织为止。若龋损未侵及𬌗面,则洞缘不要扩展至𬌗面,窝洞的最终外形一般呈盒状或碟形。这种方法在大多数情况下可保持相邻牙之间的正常邻接关系。

（五）清理窝洞

洞形制备后需清理窝洞,除去窝洞内所有碎片和残屑,检查有无残存感染牙本质、无基釉等不利于充填的情况。

【注意事项】

1. 窝洞预备时应有稳固的支点,保护患者和医师自己,注意保护邻牙。

2. 高、低速手机车针预备窝洞时应在悬空状态下启动和停止,而不能靠于牙体组织上启动和停止。

(柳　茜)

七、再矿化治疗术

【概述】

对脱矿而硬度下降的早期釉质龋,用再矿化液治疗使钙盐重新沉积,进行再矿化,恢复硬度,从而消除龋病。

【材料选择】

(1) 单组分再矿化液:氟化钠 0.2g,蒸馏水 1000ml。

(2) 复合组分再矿化液:氯化钠 8.9g,磷酸二氢钾 6.6g,氯化钾 11.1g,氟化钾 0.2g,蒸馏水 1000ml。

【适应证】

位于光滑面(颊、舌、腭或邻面)的早期釉质龋,尚未形成龋洞者。对龋病活跃的患者可作为预防用。

【操作步骤】

1. 暴露早期釉质龋。

2. 去除局部牙石,清洁牙面。

3. 隔湿,干燥。

4. 用小棉球饱浸药液放置龋损处几分钟,反复 3~4 次。

【注意事项】

1. 再矿化液也可用作含漱剂,每日含漱。

2. 要获得良好的再矿化效果,还须注意改善患者的口腔卫生状态,否则再矿化治疗难以达到理想的效果。

八、预防性树脂充填术

【概述】

预防性树脂充填是指当年轻恒牙表面窝沟有可疑龋或小范围龋坏时,仅用微创钻针去除窝沟处的病变釉质或牙本质,不进行窝洞的预防性扩展,采用含氟充填材料充填窝洞,并在此基础上对年轻恒牙的其余窝沟进行窝沟封闭术。这是一种治疗与预防相结合的措施,其优点是充填洞形不要求预防性扩展,保留了更多的健康牙体组织,含氟充填材料和窝沟封闭剂的应用也达到了预防窝沟龋再次发生的目的。

【材料及器械选择】

微创钻针、含氟充填材料(如玻璃离子水门汀)、窝沟封闭剂。

【适应证】

窝沟点隙能卡住探针者;窝沟深在,封闭剂不易流入窝沟基部者;窝沟有早期龋迹象,釉质浑浊或呈白垩色者。

【操作步骤】

1. 去龋 用微创钻针去除龋坏组织或可疑龋坏组织,若病变已经深达牙本质,则去除龋坏组织的感染层,保留矿化程度增高的内层牙本质。

2. 清洁牙面及制备的窝洞,彻底冲洗、隔湿、干燥。

3. 酸蚀咬合面及窝洞边缘的釉质后,对牙面及窝洞进行彻底的清洁、干燥。

4. 对深度超过 1mm 的窝洞,在涂布粘接剂、用含氟牙色材料充填窝洞后,再涂布并固化封闭剂;对洞深不超过 1mm 的窝洞,可用封闭剂直接封闭。

5. 检查充填及固化情况,有无遗漏的窝沟、有无咬合高点等。

【注意事项】

1. 根据现代龋病治疗的观点,应尽可能多地保护健康牙体组织。

2. 若龋坏达牙本质深层,则需在充填前用氢氧化钙等制剂进行护髓处理。

九、活髓牙漂白术

【概述】

不改变牙齿硬组织表面形态的前提下,通过化学、物理等手段改善或还原牙齿色彩以达到美观效果。活髓牙漂白包括诊室用和家用两种实施途径。

【材料选择】

常用漂白剂有 30%~40% 过氧化氢、10%~15% 过氧化脲等。

【适应证】

1. 外源性因素引起的牙齿色泽改变,经机械清洁抛光之后仍无改善者。

2. 增龄性因素引起的牙齿色泽改变。

3. 配合其他口腔治疗对牙齿颜色的调整,如树脂直接粘接修复、贴面、全冠修复之前的基牙颜色调整,传统义齿修复及种植修复前后邻牙颜色的调整等。

4. 正畸治疗后的美白治疗。

5. 无形态和结构缺损的轻、中度氟牙症。

6. 无形态和结构缺损的轻、中度四环素牙。

7. 无形态和结构缺损的其他轻、中度内源性着色牙。

【禁忌证】

1. 对漂白治疗的效果及预后未充分了解或期望值过高者。

2. 孕期及哺乳期妇女。

3. 严重牙齿敏感者,漂白治疗前应先行诊治造成敏感的原因。

4. 有严重牙隐裂者。

5. 沉积于牙表面的色素不属于漂白范畴,应通过洁治、抛光,去除色素,然后考虑进一步漂白治疗。

6. 对漂白治疗用过氧化物及其他相关试剂或材料过敏者。

【操作步骤】

1. 完成牙周基础治疗,包括洁治和牙面抛光,以去除外源性牙面沉积物,如烟渍、结石及药物性色素等。

2. 记录治疗前的牙齿色彩信息　记录比色结果,拍摄数码照片。

3. 完成漂白治疗前准备　口腔软组织保护、交叉感染防护。

4. 漂白治疗　按照漂白产品的使用说明进行规范操作。

5. 漂白剂对牙龈和软组织有刺激作用,可产生术中或术后不适症状。术中症状明显时,应检查并去除牙龈上附着的漂白剂,彻底清洁口腔。必要时停止使用。轻微不适一般无需处理,症状可在数日内消失。

6. 治疗后的处理　清洁口腔,必要时使用脱敏剂。

7. 记录治疗后的牙齿色彩信息　记录比色结果,拍摄数码照片。

【注意事项】

1. 在漂白治疗的中后期,可能出现轻到中度的牙齿敏感症状,因此漂白治疗后 24 小时避免进食过冷及过热食品。

2. 根据患者的口腔卫生状况以及饮食习惯,漂白治疗可间隔 1~2 年重复进行。

3. 漂白治疗前应就漂白效果及预后与患者进行充分沟通。

十、无髓牙漂白术

【概述】

坏死牙髓变色的漂白是在根管治疗完成后进行,将漂白剂放入髓室内直接作用于牙本质进行漂白治疗。

【材料选择】

常用漂白剂有 30%~40% 过氧化氢、10%~15% 过氧化脲等。

【适应证】

完成根管治疗术后的着色牙。不同类型无髓变色牙的治疗方法见表 9-1。

表 9-1　无髓变色牙分类与治疗方法

分类	治疗方法
仅由坏死牙髓引起的变色牙	内漂白法、内漂白法与外漂白法联合
合并根管封闭材料着色的变色牙	内漂白法、内漂白法与外漂白法联合
合并金属材料或含银离子药物着色的变色牙	复合树脂美学修复、瓷贴面修复、冠修复

【禁忌证】

1. 孕期及哺乳期妇女。

2. 对漂白治疗的过氧化物及其他相关试剂或材料过敏者。

【操作步骤】

1. 记录治疗前的牙齿色彩信息　记录比色结果,拍摄数码照片。

2. 使用橡皮障隔离患牙。

3. 使用浮石清洁患牙牙面。

4. 去除髓腔内所有的充填材料和坏死组织。

5. 使用 GG 钻去除根管充填材料至釉牙骨质界下 1~2mm 处,清洁髓腔。

6. 以光固化玻璃离子水门汀封闭根管,厚度 1~2mm。

7. 将蘸有漂白药物的棉球封于髓腔内。

8. 隔 2~3 日复诊,4~7 次为 1 个疗程。

9. 漂白结束后,冲洗髓腔,复合树脂粘接修复窝洞。

10. 记录治疗后的牙齿色彩信息　记录比色结果,拍摄数码照片。

【注意事项】

1. 漂白剂通过牙本质小管渗出可能刺激牙周膜,引起牙根外吸收,因此,玻璃离子水门汀封闭的高度应位于釉牙骨质界的殆方。

2. 髓腔内的坏死牙髓组织需要全部去除。特别是上颌切牙,要注意去除近中和远中髓角处的残余牙髓,否则可能在漂白完成后再次引起牙齿着色。

3. 漂白治疗前应就漂白效果及预后与患者进行充分沟通。

（王人可）

十一、脱敏治疗术

根据牙本质过敏症的发病机制,临床中脱敏治疗方法分为两大类:封闭牙本质小管和降低牙髓神经敏感性。牙本质敏感症的治疗采用序列治疗的方案。临床工作中应首选非创伤性治疗方法。治疗后应对患者进行口腔卫生宣教,坚持随访,必要时进行心理辅导。

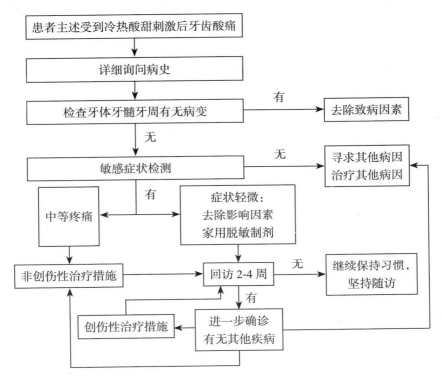

（一）家用脱敏制剂

【概述】

家用脱敏制剂包括脱敏牙膏、凝胶或含漱液等。常规控制牙本质敏感症应首先向患者推荐使用脱敏牙膏、凝胶或含漱液,其组分通常是不同比例混合的盐类,通过封闭牙本质小管或干扰神经信号的传导减轻疼痛。

【适应证】

牙本质敏感症状较轻的患牙。

【禁忌证】

对脱敏牙膏、凝胶或含漱液成分过敏者。

【操作步骤】

嘱患者按照脱敏牙膏、凝胶或含漱液产品说明书使用。

【注意事项】

（1）对牙本质敏感患者要定期随访。使用抗敏感牙膏刷牙 4~8 周后，若敏感症状持续存在，必须重新评估诊断，排除其他原因。

（2）必要时采取创伤性的治疗措施，如膜龈手术、树脂充填术或牙髓摘除术等。

（3）若牙本质敏感症状减轻，但之后复发，如诊断正确，则必须进一步建议患者去除危险因素，坚持使用脱敏牙膏、凝胶或漱口水，并采取其他抗敏感治疗措施。

（二）非创伤性椅旁治疗

1. 药物脱敏

【概述】

药物治疗是最早使用的稳定成熟的方法，临床应用最为广泛。常用药物包括：氯化锶、氟化物、磷酸钙等。医师在推荐使用脱敏牙膏、凝胶或含漱液的基础上，应用高浓度的含氟材料。

【适应证】

牙本质敏感症状中度的患牙。

【禁忌证】

对氟化物或其他成分过敏者。

【操作步骤】

（1）清洁牙面：使用前清洁牙面，特别是敏感位点。

（2）隔湿、干燥牙面：放置隔湿棉卷，用气枪吹干或使用棉球擦拭牙面。

（3）涂布：使用小棉球、探针或小刷子蘸取药物于牙面上，反复涂擦以形成一薄层。

（4）用气枪轻轻吹干保护剂，吸走多余的药物。彻底吹干的牙面应形成一层不发亮的薄膜。

【注意事项】

（1）嘱患者张口 1 分钟，使用后 45 分钟内不漱口、不进食。

（2）建议半年重新涂布。

2. 牙本质粘接剂修复

【概述】

粘接剂通过酸蚀使釉质表面形成微孔,开放牙本质小管,暴露胶原蛋白网状结构,其良好的渗透性和附着性使树脂渗入牙本质小管,聚合后形成树脂突及混合层,起到封闭牙本质小管的作用,从而达到脱敏目的。临床中可使用玻璃离子水门汀、粘接剂或树脂等。下面以自酸蚀粘接剂为例介绍。

【适应证】

牙本质敏感症状中度的患牙。

【禁忌证】

对树脂或其他成分过敏者。

【操作步骤】

(1) 清洁牙面:使用前清洁牙面,特别是敏感位点。

(2) 隔湿、干燥牙面:放置隔湿棉卷,用气枪吹干或使用棉球擦拭牙面。

(3) 涂布预处理剂:将毛刷沾满粘接剂,均匀地涂抹在牙面上,反复涂抹20秒。

(4) 干燥预处理剂:用弱~中程度的气流进行彻底干燥。

(5) 光固化灯光照10秒固化。

【注意事项】

(1) 定期复诊,必要时可再次行牙本质粘接剂修复以维持和加强脱敏效果。

(2) 如牙齿结构存在显著缺损,推荐使用玻璃离子水门汀和树脂材料。

3. 激光治疗

【概述】

激光技术(如 Er:YAG,Nd:YAG,Er,Cr:YSGG,CO_2,GaALAS 和低电平二极管激光)广泛应用于牙本质敏感的临床治疗,具有操作简单、使用安全、起效迅速、无明显刺激等优点。下面以 Nd:YAG 激光为例。

【适应证】

牙本质敏感症状中度的患牙。

【禁忌证】

对光过敏者。

【操作步骤】

(1) 清洁牙面:使用前清洁牙面,特别是敏感位点。

(2) 使用 Nd:YAG 激光,功率为 15W,照射敏感区每次 0.5 秒,10~20 次为

1 个疗程,是治疗牙本质敏感的安全阈值。

【注意事项】

勿将激光探头直射眼睛。

4. 联合治疗　临床中可采用联合治疗的方法以达到更好的治疗效果,如采用激光治疗与氟化物药物治疗联合应用的方法。阻塞牙本质小管的脱敏剂与低水平激光器联合使用,达到降低神经敏感性、促进修复性牙本质形成的双重效果。经椅旁脱敏治疗后,也可推荐患者使用家用脱敏制剂(如脱敏牙膏、凝胶或含漱液)。

(三)创伤性椅旁治疗

对于牙本质敏感症状重度的患牙,可采取调磨充填,全冠、嵌体修复,牙周膜龈手术等方法。反复发作的敏感牙或牙本质磨损严重近髓者必要时可考虑牙髓及根管治疗。

(陈新梅　樊　怡)

十二、银汞合金修复术

【概述】

20 世纪 70 年代之前,银汞合金一直是牙体修复最主要的材料。随着树脂类、玻璃离子类以及各种嵌体等新技术的不断发展,目前银汞合金已经不是牙体修复的主要材料。

【适应证】

1. 后牙 I 类洞、II 类洞。

2. 后牙 V 类洞。银汞合金耐磨,可摘义齿的基牙修复能抗卡环移动所致的磨损。

3. 全冠修复前的牙体充填。

【禁忌证】

1. 对银汞合金过敏者。

2. 后牙大面积缺损无法获得固位形。

3. 影响美观的牙体充填。

【操作步骤】

1. 开扩龋洞口,探查病情,去净龋坏组织,后牙𬌗面龋用高速裂钻去除洞口的无基釉,开扩洞口。后牙颊舌面龋用高速小球钻开扩洞口。后牙邻面龋接触点已破坏,裂钻先磨除𬌗面相应边缘嵴,再从𬌗面进入龋洞;后牙邻面龋局限于牙颈部,接触点未破坏,用球钻从颊或舌侧进入。开扩洞口后,用慢速球钻去净龋坏组织。

2. 设计并制备洞形

(1) Ⅰ类洞

1) 𬌗面窝沟单面洞制备:窝洞外形制备成圆缓曲线,尽量保留斜嵴或横嵴。洞深 1.5~2mm,洞缘角呈直角,点、线角圆钝,洞底平坦。制备成典型的盒状洞形,侧壁略向洞口聚合,必要时用倒锥钻避开牙尖加倒凹固位。洞底(髓壁)应与𬌗面外形一致。如下颌第一前磨牙颊尖高、舌尖低,洞底应呈斜平面。

2) 颊(腭)面单面洞制备:外形及洞壁与𬌗面窝沟单面洞制备相同。洞口不作预防性扩展。洞深 1.0~1.5mm,洞底与颊(腭)面平行。

3) 双面洞制备:当𬌗面窝沟龋与颊(腭)面的沟裂龋相连,应备成颊(腭)𬌗双面洞。颊(腭)面部分:沿颊(腭)沟制成长条形,近远中宽度不得小于 1.5mm,龈壁与牙长轴垂直,近、远中壁相互平行或略向𬌗方聚合。龈壁止于沟的末端。𬌗面部分:𬌗面制备成鸠尾固位形。

(2) Ⅱ类洞:常由邻面洞和𬌗面洞两部分组成,先制备邻面部分,𬌗面部分的大小再由邻面龋损范围来定。

1) 邻面洞的制备:颊、舌壁越过接触区,达自洁区,略向𬌗方聚合,形成龈方大于𬌗方的梯形。龈壁位于接触点根方的健康牙体组织,底平,与𬌗面洞底壁的轴髓线角应圆钝,轴壁略向髓壁倾斜。

2) 𬌗面洞的制备要求:在一般𬌗面洞的制备基础上,预备鸠尾固位形,鸠尾峡的宽度不得小于 1.5mm。

如果邻面龋坏范围小,可以不向𬌗面扩展作鸠尾固位形。只需从边缘嵴进入邻面病变区,预备邻面洞,在颊轴线角和舌轴线角作两个相互对抗的固位沟,以加强固位。

(3) Ⅴ类洞:一般为单面洞,外形和洞壁制备与𬌗面Ⅰ类洞相似。

1) 外形制备:龈壁与龈缘平行,呈与颈曲线相应的圆弧形。近、远中侧壁的位置依龋损范围而定,尽量在轴角以内。𬌗壁一般呈水平线,使洞的整体外形呈半圆形。

2) 抗力形和固位形制备:Ⅴ类洞抗力形和固位形制备应按盒状洞形要求。龈壁和𬌗壁与洞底(轴壁)垂直,近、远中壁的釉质壁略向外敞开。洞深 1~1.5mm。洞底应呈与牙面弧度一致的弧面,在𬌗轴线角和龈轴线角作倒凹或固位沟,也可在 4 个点角处作倒凹。

3. 调制银汞合金　不同合金粉与汞的调制比例不同,按材料说明书比例取汞与银合金粉进行调制。银汞合金胶囊则是将汞与银合金粉按合适的比例装入同一胶囊内,中间有薄膜隔开。

（1）手工研磨:将汞与银合金粉按一定比例放入磨砂陶瓷或玻璃制的臼内,一手握杵,一手握臼,旋转研磨。研磨速度 200r/min,压力 1.5kg,时间 1 分钟,银合金粉与汞混合发生汞合反应形成一均质的具有金属光泽的柔软团块。将团块倾于薄的绸布上,包好,用手指揉搓有"捻发"或"握雪"声,挤出多余的汞。

（2）自动研磨:用全自动封闭式和半自动汞合金调拌机调制。如用银汞合金胶囊,将胶囊放入调拌机内振荡即可。调拌时间及调拌方法按照调拌机使用说明。

4. 银汞合金充填　银汞合金从调制到填充完毕,应在 6~7 分钟内完成。

（1）中等深度以上的窝洞在银汞合金充填前先要封闭、衬洞或垫底保护牙髓。

（2）双面洞在充填前先借成形片夹安放固定成形片,然后在间隙插入楔子。

（3）用银汞合金输送器将调制好的银汞合金少量、分次送入窝洞内,先选用小压器在点线角、倒凹及固位沟将汞合金压紧压实,双面洞一般先填充邻面洞部分,后填殆面洞,向洞底和侧壁层层加压,最后用较大压器与洞缘的釉质表面平行做最后加压。

（4）先用雕刻器去除殆面及边缘嵴多余汞合金,然后取出楔子,松开成形片夹。取下成形片夹后用镊子或手将成形片紧贴邻牙,沿颊殆或舌殆方向慢慢拉出成形片。

5. 雕刻充填体　取下成形片后,20 分钟内完成雕刻,恢复其功能外形。

（1）殆面雕刻:雕刻器刀刃紧贴牙面,部分放在牙面上,部分放在充填体上,尖端朝向裂沟,沿牙尖斜度,从牙面向充填体雕刻,防止充填体过高或过低。

（2）邻殆面雕刻,雕刻器从边缘嵴向殆面中间雕刻,以防止邻面充填体的邻向松脱。用探针除去邻面悬突,勿破坏接触区。

6. 咬合调整　先检查对颌牙,调磨对颌牙的高陡牙尖或边缘嵴,然后让患者轻轻咬合,切勿重咬。做牙尖交错殆及侧方殆运动,高点在银汞合金充填物上表现为亮点,用雕刻器除去。如此反复,直至无高点合适为止。

7. 打磨、抛光银汞合金充填体　24 小时后待银汞合金充填体完全硬固后可打磨、抛光。

先用砂石磨去银汞合金充填体覆盖洞边缘的菲边,调磨充填体表面不平整的小凹凸,用细石或磨光钻将充填体表面磨光滑,邻面用磨光砂条磨光,最后用橡皮磨头抛光,使银汞合金充填体表面细腻、光亮。

为了防止唾液对银汞合金充填体的腐蚀,定期检查银汞合金充填体。进行抛光处理则使修复充填治疗更加完美。

【注意事项】

1. 减少汞对环境的污染,做好对工作人员的防护。

2. 调制银汞合金应在密闭工作台中进行,研磨汞合金的工具和汞应放在固定容器内,加强操作室通风。

3. 定期净化室内空气,污染的地面或器械可用 10% 漂白粉或 5%~10% 三氯化铁溶液喷洒或冲洗。

4. 工作人员应按要求穿戴工作服防护。操作时勿用手直接接触汞。调制时挤出的余汞和充填后多余的汞合金都要放于专门器皿中,按国家相关规定妥善处理。

十三、玻璃离子修复术

【概述】

玻璃离子是在聚羧酸锌水门汀的基础上,将硅酸盐玻璃粉的强度、刚性、释放氟性与聚丙烯酸的生物相容性和粘接性结合起来,可直接用于修复体的粘接固位、衬洞垫底和直接充填修复。

【适应证】

1. 根面龋修复;

2. 后牙邻面单面洞等不承担咀嚼压力的窝洞;

3. 乳牙充填修复;

4. 不考虑美观因素的Ⅲ类洞。

【禁忌证】

无特殊禁忌。因玻璃离子抗压强度小,脆性大,牙色协调性差。不适用于恒牙承力部位。对美观要求高的部位也不适用。

【操作步骤】

1. 去净龋坏组织,尽可能保留健康牙体组织,不需要设计制备抗力形、固位形。

2. 调制玻璃离子　传统化学固化玻璃离子由粉和液剂构成,按材料说明书比例取粉与液。胶囊则是将粉与液按合适的比例装入同一胶囊内,中间有薄膜隔开。

（1）手工研磨:将粉与液按一定比例放在调拌纸上,用塑料调拌刀,旋转研磨。粉均匀分成 2~3 份,分次加入液中调拌均匀。调拌时间依据说明书。

（2）自动研磨:胶囊用全自动封闭式和半自动玻璃离子调拌机调制。调拌时间及调拌方法按照使用说明。

（3）光固化玻璃离子依据说明书使用。

3. 玻璃离子充填　用水门汀充填器取适量调制成稀面团的玻璃离子糊剂,从洞壁一侧缓缓加压轻轻振动充填整个窝洞,注意不要留下空泡,充填要在材料开始固化之前完成。

（1）中等深度的窝洞可以直接用玻璃离子充填;深窝洞近髓敏感者先用氢氧化钙间接盖髓,再用玻璃离子充填。

（2）乳牙双面洞在充填前应安放成形片,分隔充填物与邻牙。

（3）用探针或者挖匙去除殆面及边缘嵴多余玻璃离子,待材料完全固化后取出成形片夹。

4. 咬合调整　先用金刚砂初步磨除肉眼可见多余充填物,再用咬合纸让患者轻轻咬合,做牙尖交错殆及侧方殆运动,调磨高点,如此反复,直至合适为止。邻面用磨光砂条磨光,去除悬突。

5. 打磨抛光　用细砂石尖或磨光钻打磨,最后用橡皮杯抛光。

【注意事项】

玻璃离子粘接强度低于牙本质粘接,美观也不及复合树脂,作为牙体修复充填材料只有在牙本质粘接难以发挥作用时才考虑使用。

（郝玉庆）

十四、复合树脂粘接修复术

【概述】

复合树脂粘接修复术具有美观、保存牙体组织、牙体预备操作相对简单、对牙体组织的粘接、固位良好,易于修补等优点,然而复合树脂粘接修复术对粘接界面要求高、技术敏感性强、材料聚合收缩存在边缘微渗漏等缺点。在此将从 G.V.Black 五类洞形详细叙述复合树脂粘接修复术。

【适应证】

1. Ⅰ~Ⅴ类窝洞的修复；

2. 冠底部和核的构建；

3. 美容性修复，如贴面、牙外形修整、牙间隙封闭；

4. 窝沟封闭或预防性修复。

【禁忌证】

（1）不能有效隔离治疗区者；

（2）所有的咬合都位于修复体上时；

（3）修复咬合力较大的患者，如深度磨耗或磨牙症患者；

（4）修复体延伸到根面。

【操作步骤】

1. 局部麻醉和手术区清洁　复合树脂备牙时引起患者敏感疼痛，局部麻醉将减轻患者痛苦和焦虑，使治疗过程更加舒适。局部麻醉后对治疗区进行清洁，去除牙石、菌斑、食物残渣等。

2. 色度选择　根据修复牙和邻牙的颜色，选择色泽合适的复合树脂材料。先确定修复牙的色系，再确定彩度和明度。为了更好地恢复治疗牙的色泽和形态，达到理想的美学效果，必须进行精确的比色。比色要在自然光下进行，诊室不宜有过多鲜艳颜色的装饰。比色前清洁患牙和邻牙表面，减少色素对比色的影响。除去患者面部化妆。比色必须在橡皮障隔离之前，牙呈自然湿润状态下进行。选择合适的体位，𬌗平面与地面平行，医师的眼睛与患者牙齿、比色板间的距离以 25~30cm 为佳。比色应快速进行，避免产生视觉疲劳。

3. 手术区隔离

（1）橡皮障隔离：牙体修复时，橡皮障至少隔离暴露 3 颗以上的牙。

（2）棉卷隔湿：不宜使用橡皮障时，可用棉卷隔湿。如：①未完全萌出的年轻恒牙，橡皮障夹无法固定；②某些第三磨牙；③某些严重错位牙；④患者对乳胶过敏或有哮喘患者鼻呼吸困难。在这些情况下可将棉卷和吸唾器一起使用，达到短期隔湿的效果。

（3）楔子：在邻面窝洞累及邻面接触区或向龈方延伸时，必须在橡皮障隔离后在龈外展隙插入楔子。

（4）排龈线：当牙体预备延伸至龈缘或者龈下时，应使用排龈线使牙龈暂时性退缩并减少龈沟夜的渗出。

4. 牙体预备

(1) 去除龋坏、有缺陷组织或材料,以及脆弱的牙体结构。

(2) 预备洞缘,除根面窝洞的洞缘角为90°外,其他部位的釉质洞缘应大于90°。牙体预备时提倡微创理念,尽可能保存牙体组织。预备的范围通常由病损的大小、形状和部位,以及是否影响视野和器械的进入等因素决定。

5. 成形片等放置　凡涉及邻面接触区的复合树脂修复,必须使用成形片。因为复合树脂固化后不再具有可塑性,故在固化前需要利用成形片和楔子将治疗牙与邻牙分开,固化后去除成形片,治疗牙恢复原来位置,补偿成形片的厚度,保证邻面接触关系紧密。安放成形片后,在两牙之间的龈间隙插入楔子,其作用在于帮助固定成形片以及防止龈缘形成悬突。

6. 粘接　复合树脂直接充填术的粘接可分为全酸蚀粘接,即酸蚀 - 冲洗粘接,以及自酸蚀粘接。全酸蚀粘接技术,应用磷酸酸蚀后用水冲洗,可完全去除玷污层;与此同时也增加了开放的牙本质小管、增加术后敏感的风险。酸蚀后胶原纤维暴露,在过于干燥的环境中,胶原纤维塌陷,反而使粘接剂不易进入,但若水分过多,胶原纤维膨胀,树脂也不易进入。因此,预处理以及使牙本质处于相对"湿润"的环境在复合树脂直接充填的粘接中显得尤为重要。

现行口腔科粘接中的预处理剂多为溶于挥发性溶剂中的含有亲水化学基团的树脂材料。在实际应用中,预处理剂与粘接剂合为一剂,预处理剂中的挥发性溶剂带走牙面多余的水分,使胶原纤维充盈而不过度膨胀,利于后续粘接的进行。

(1) 酸蚀 - 冲洗粘接技术

1) 酸蚀:针对不同部位可使用一次酸蚀法或二次酸蚀法。一次酸蚀法适用于釉质或者釉质面积较大的修复。在使用时,修复面涂一层酸蚀剂,酸蚀30秒,用水冲洗,干燥釉质面。二次酸蚀法适用于同时涉及釉质和牙本质的窝洞,方法是首先酸蚀釉质洞缘15秒,再酸蚀本质15秒,然后用水冲洗干净。将棉球置于窝洞吸去水分,或用气枪轻柔吹窝洞。对于只涉及釉质的粘接,冲洗后可用气枪将釉质面吹干呈白垩色。对于涉及牙本质的窝洞,必须保持窝洞相对湿润,不能过分干燥或者过分湿润。

2) 粘接:用小毛刷蘸上粘接树脂,涂布于窝洞。气枪轻吹以让溶剂挥发,使粘接剂形成很薄的一层,光固化10秒。

(2) 自酸蚀粘接技术

1) 二步自酸蚀技术:首先在窝洞内涂布自酸蚀预处理剂,作用20秒,气枪轻吹,用另一支小毛刷涂粘接剂,轻吹使溶剂挥发,光固化10秒。

2)一步自酸蚀技术:用小毛刷蘸自酸蚀粘接剂,直接涂布在窝洞内,作用20秒;气枪轻吹使其挥发,并形成薄膜,光固化10秒。

3)选择性酸蚀加自酸蚀粘接技术:该技术首先用磷酸酸蚀洞缘釉质部分15秒,冲洗,小棉球或海绵吸干水分,涂自酸蚀粘接剂20秒,轻吹,光固化10秒。

无论采用酸蚀-冲洗粘接技术,还是采用自酸蚀粘接技术,使用前均要仔细阅读产品使用说明书,按产品说明书的具体要求操作。

7. 复合树脂的充填　复合树脂充填的原则是控制厚度,分层充填和固化,目的是减少复合树脂的聚合收缩。第一层树脂的厚度应在1mm内,以后每层树脂的厚度不要超过2mm。最好采用斜面堆积法分层充填。

8. 复合树脂的固化　复合树脂的充填和固化是一个连续的过程,逐层充填后逐层光照固化。每层充填后3mm内非接触固化,光照时间10~20秒,可以获得充分的固化。

9. 修复体的修形和抛光　复合树脂充填固化后,修复体很难与正常解剖外形完全一致,通常会有少量超充,因此必须对充填体进行修形和抛光。选用合适的修形和抛光器械,调整咬合,遵循由粗到细的抛光顺序。先用高速金刚砂钻、砂石尖等修整边缘,调整咬合,然后用更加细腻的金刚砂车针或者抛光条进行抛光。

【注意事项】

1. 局部麻醉前详细询问患者是否有过敏史。

2. 比色时一定要在自然光下进行。

3. 树脂修复要保证隔湿,否则粘接效果不佳。

4. 牙体预备时尽可能保存牙体组织,若为受力面,备牙时不备斜面。

十五、复合树脂粘接修复术Ⅰ类洞

【概述】

Ⅰ类洞是发生在所有牙面发育点隙裂沟的龋损所备成的窝洞。用复合树脂进行Ⅰ类洞的修复时,重点在于恢复正确的咬合关系。

【适应证】

1. 后牙𬌗面小到中等面积的缺损且不承担患牙全部的咬合接触,咬合接触不紧。

2. 患牙能被有效隔湿。

3. 冠修复的基础部分。

【禁忌证】

1. 患牙无法有效隔湿。

2. 全口咬合过紧或修复体承担患牙全部咬合接触。

3. 患者对树脂类材料过敏。

【操作步骤】

1. 比色、隔离　与前述复合树脂粘接修复术中步骤相同。另外,用咬合纸检查、标记全口及患牙的咬合状况。

2. 牙体预备　小到中等大小的缺损,选择改良型预备方式。缺损较大或修复体承受的咬合力较大时,预备成传统型和斜面型,洞底需与𬌗面咬合力方向垂直,增加抗力形,但切忌为获得良好固位形和抗力形而进行过大范围的牙体预备。

(1) 传统型预备:适用于缺损面积较大的窝洞。预备时钻针平行于牙体长轴,从𬌗面的远中向近中移动。颊舌方向预备时尽量保守。尽可能保留牙尖和边缘嵴,前磨牙边缘嵴应至少保留 1.5mm,磨牙边缘嵴应至少保留 2mm。不需要预备釉质斜面。

(2) 斜面型预备:适用于涉及颊舌面窝沟的 Ⅰ 类洞。此时,应采用𬌗面为传统型、颊舌面为斜面型的预备方法。颊舌面处预备 45°、宽约 0.5mm 的洞缘斜面。𬌗面不需预备斜面。

(3) 改良型预备:适用于较小的缺损。使用小号球钻等较微创的车针进行预备,不需要预备成特殊的形状,窝洞呈匙状。

3. 粘接　Ⅰ 类洞的粘接可用酸蚀 - 冲洗粘接技术或自酸蚀粘接技术。遵循粘接剂的使用指南操作。注意患牙的有效隔湿。

4. 树脂充填、固化　使用磁粉充填器等充填器械或注射方法进行树脂充填,雕刻外形时应尽量恢复牙面的解剖结构,包括𬌗面窝沟等。Ⅰ 类洞充填时必须严格做到分层充填、分层固化,以减少树脂的聚合收缩。第一层充填厚度应小于等于 1mm,光固化 20~40 秒,之后每层充填厚度为 1~2mm,分层充填、固化,直至完成𬌗面的基本成形。

5. 修形和抛光　用咬合纸检查咬合情况,调磨高点。去除多余树脂,恢复解剖外形。使用橡胶抛光杯或抛光尖进行抛光。

【注意事项】

1. 粘接及树脂充填固化的操作必须保证在良好的隔湿环境下进行。

2. 修形时尽量恢复患牙的解剖结构,调磨咬合高点,恢复正确的咬合关系。

十六、复合树脂粘接修复术Ⅱ类洞

【概述】

凡是累及后牙邻面龋损预备的窝洞都称为Ⅱ类洞,包括邻面洞、邻𬌗面洞、邻颊面洞、邻舌面洞和邻𬌗邻洞。

【适应证】

(1) 累及后牙邻面的龋坏,缺损尚未累及牙尖,窝洞较小或中等大小,有釉质边缘最佳;

(2) 尤其适用于美观需求较高的病例;

(3) 根管治疗后磨牙需要行冠修复,需要充填髓腔,恢复缺失壁;

(4) 大面积缺损,因经济原因或患牙预后不佳不宜行冠修复,可考虑复合树脂直接修复作为替代。

【禁忌证】

(1) 无法完全隔湿的患牙;

(2) 大面积缺损或缺损部位承受咬合力过大;

(3) 龈壁位于根面的患牙,龈壁边缘没有釉质且隔湿困难。

【操作步骤】

1. 咬合情况检查　如患牙承受咬合力大,修复体更易磨损。大面积缺损或缺损部位承受咬合力大者改行间接修复。

2. 比色、隔离　同前。使用橡皮障隔离时,橡皮障夹放置于远中邻牙,龋坏累及的邻间隙中插入楔子以保护橡皮障和牙龈。

3. 牙体预备　先预备𬌗面洞,再预备邻面洞,最后去除触点处的釉质,以减少对邻牙的损伤。𬌗面洞底和邻面轴壁至少预备至釉牙本质界下方 0.2mm。窝洞边缘线依照龋损范围确定,线角圆滑,不需预防扩展。去除无基釉,Ⅱ类洞的所有壁都不需要预备釉质斜面。

4. 成形片等放置　放置成形片是后牙邻面修复最重要的步骤之一。成形片决定了邻面成形的质量。Ⅱ类洞首选片段式金属成形片系统(豆瓣成形片),选择大小合适的成形片,插入邻面部分,注意凸面朝向邻牙,插入楔子,利用成形片撑开钳将固位圈放置就位,用充填器将成形片轻轻压向邻牙,形成良好接触。

5. 粘接　步骤与Ⅰ类洞相同,注意用气枪轻吹粘接剂形成均匀薄膜,避免邻面洞洞底粘接剂过厚。

6. 树脂充填　Ⅱ类洞应采用斜面堆积法分层充填,分层光固化。分层充填固化邻面窝洞后依照牙体解剖外形堆塑𬌗面。充填完成后,取下固位圈,将成形片颊侧和舌侧打开暴露充填树脂,补充光照邻面确保完全固化,再取出楔子和成形片。

7. 调𬌗　修复体承受较轻咬合力,修复体边缘不承受咬合力。

8. 修形和抛光　修整修复体外形,检查邻面是否有多余材料和悬突,牙线检查邻面接触是否过紧或过松。使用橡胶抛光杯或抛光尖进行抛光。

【注意事项】

1. 保护邻牙　备牙时可以使用金属成形片隔离患牙与邻牙,避免损伤邻牙。

2. 入路选择　绝大多数情况下,选择从𬌗面进入,制备标准的Ⅱ类洞形。如邻面龋坏范围小,所涉及的边缘嵴承受的咀嚼压力不大,可选择从边缘嵴进入邻面病变区。如后牙邻面龋损相邻牙缺失或龋接近牙颈部且牙龈退缩,器械容易进入,可只在邻面预备单面洞。

3. 如为邻𬌗邻洞,也可使用圈形成形片系统。

4. 先使用流动树脂封闭成形片与龈壁接缝并堆塑邻面,能防止唾液从龈壁与成形片之间渗入。

十七、复合树脂粘接修复术Ⅲ类洞

【概述】

前牙邻面未累及切角的龋损所备成的洞统称为Ⅲ类洞,包括切牙和尖牙的邻面洞、邻舌面洞和邻唇面洞。复合树脂良好的美学性能,使之成为修复Ⅲ类洞的首选材料。

【适应证】

1. 前牙邻面未累及切角的龋损。

2. 患牙能够隔湿。

3. 洞缘均有釉质边缘。

【禁忌证】

无法完全隔湿的患牙。

【操作步骤】

1. 咬合关系检查　帮助确定牙体预备设计。

2. 比色、隔离 同前。如涉及邻接点应在预备窝洞前插入楔子分开邻牙。

3. 牙体预备 从美观角度考虑首选舌侧入路,舌侧入路的优点为:①保留唇侧釉质,增加美观性;②能够降低对复合树脂颜色(比色)的要求;③舌侧充填体老化变色对美观影响不大。

选择与窝洞大小相匹配的圆形金刚砂车针或钨钢车针,垂直唇(舌)侧边缘嵴去除釉质到达龋损区域,入口尽量偏邻接面,尽量保留健康牙体组织。窝洞尽量避免:①完全去除邻接点牙体组织;②预备到唇侧;③预备到根面。

窝洞深度至少比釉质牙本质界深 0.2mm,剩余感染牙本质和旧充填体用慢速手机安装球钻小心去净,非应力区的无基釉可以保留。去除锐利的釉质边缘,如大面积修复体需要额外增加固位力,可以预备釉质斜面,斜面与原牙面呈 45° 角,宽度 0.5~2mm。

4. 成形片等放置 涂布粘接剂前先放置楔子和成形片。如预备窝洞后龈壁达牙颈部,应在充填前使用楔子分开患牙与邻牙。Ⅲ类洞邻面可采用透明聚酯成形片成形,将透明聚酯成形片下缘超过窝洞龈壁下方约 1mm,楔子轻轻插入邻间隙,作用是:①固定成形片;②轻微分开触点;③避免形成悬突。

5. 粘接 酸蚀的范围应超过窝洞边缘 0.5mm。涂布粘接剂后仔细轻吹,防止粘接剂在窝洞角落或聚酯成形片处堆积。

6. 树脂充填 如唇侧釉质完整,则从舌侧进行树脂分层充填固化;若唇侧釉质缺损,将唇侧的透明成形片掀起,器械从唇侧进入进行分层充填,唇侧表层使用釉质色以达到美观效果。透明成形片光照固化时无需取下。

7. 修形 舌侧颈部应形成适当的外展隙,避免充填材料压迫龈乳头。使用探针和牙线检查悬突和邻面多余材料。

8. 调𬌗 检查牙尖交错𬌗及前伸𬌗接触,使用球形或椭球形金刚砂车针去除充填体舌侧及切端的咬合高点。

9. 抛光 使用碟形抛光盘对唇侧及舌侧抛光。使用抛光条对邻面进行抛光。用牙线检查邻面,牙线应能顺利从龈方向冠方滑出,不发生断裂。

【注意事项】

1. 如有下列情况可选择唇侧入路:①龋坏累及唇面;②牙列不齐舌侧被遮挡;③旧充填体是从唇侧进入预备者。

2. 如相邻牙发生龋坏,应同时进行预备和修复,先预备龋坏面积大的或容易取得入路的牙,再预备龋坏面积小和器械难以进入龋损的牙。充填时顺序相反。

3. 龈壁釉质过薄时不考虑在龈壁预备斜面,承受咬合力区域不宜预备釉质斜面。

4. 如旧充填体变色,边缘不密合,出现继发龋,应将旧充填体去净。如有穿髓风险时可予以适当保留。

5. 使用抛光条的动作应像"刷皮鞋"一样朝一个方向抽拉,不能双向抽拉。

十八、复合树脂粘接修复术Ⅳ类洞

【概述】

前牙邻面累及切角的龋损所备成的窝洞,包括切牙和尖牙的邻切洞,称为Ⅳ类洞。

【适应证】

1. 前牙切角缺损在冠 1/3 以内。

2. 暂不宜冠修复的前牙邻面累及切角的青少年患者。

3. 根管治疗后,咬合紧,无法预备出足够冠修复空间的患者。

【禁忌证】

1. 不能有效隔离患区者。

2. 重度磨耗、磨牙患者。

【操作步骤】

1. 咬合关系检查　帮助确定牙体预备设计。

2. 比色　自然光下,针对不同结构如釉质、牙本质,不同部位如颈部、体部、切缘进行精确比色,且需考虑患者自己的美观要求,与患者进行良好的沟通,在美观修复上达成一致。

3. 橡皮障隔湿　手术区为前牙舌面时,隔离范围为第一磨牙到第一前磨牙,以提供足够的进入和操作空间。手术区为尖牙时,隔离范围为第一磨牙到对侧侧切牙。

4. 牙体预备　与Ⅲ类洞相似,在完成阶段用火焰状金刚砂车针在洞缘预备短斜面,短斜面宽度一般为 2~4mm,与牙面呈 30°~60°。斜面宽度和长度根据牙体结构的破坏程度和固位要求而定。

5. 树脂修复　Ⅳ类洞累及切角,为了获得理想的美学修复效果,推荐使用导板技术进行修复。

（1）直接导板修复技术:①导板制备:牙体预备后,不涂布粘接剂,在透明聚酯成形片的帮助下,直接在患牙分层堆塑树脂,外形恢复满意后,光照固化。

用硅橡胶印模材料直接取前牙腭侧印模。修整印模作为硅橡胶腭侧导板。去掉暂时堆塑树脂,将硅橡胶导板放于口内就位。②粘接:使用酸蚀-冲洗技术。③复合树脂充填和固化:首先在硅橡胶导板内腭侧注入流动树脂或釉质色树脂,光照固化。移开硅橡胶印模,形成树脂腭侧导板。可采用单色或者多色复合树脂直接进行分层充填和固化。

(2) 间接导板修复技术:①导板制备:牙体预备后首现用硅橡胶印模材料取全口印模;灌注石膏阳模,在石膏模型上用红蜡修复缺损;外形修复满意后,用石膏阳模取硅橡胶阴模;修正印模,形成腭侧导板。②粘接、充填和固化:步骤与直接导板修复技术相同。

(3) 复合树脂分层修复技术:根据天然牙体组织色泽和透明度的差异,市场出现了多色系复合树脂,用来修复不同部位的牙体组织,从而出现了复合树脂多层修复技术。该技术适用于对前牙美容要求较高的病例。

6. 调𬌗 与Ⅲ类洞相同。

7. 修形和抛光 与Ⅲ类洞相同。

【注意事项】

1. 外伤牙的牙体预备只需要预备斜面,无需更多预备。

2. 如牙体缺损至颈部,应用橡皮障夹,充分隔离,暴露颈部。

十九、复合树脂粘接修复术Ⅴ类洞

【概述】

Ⅴ类洞是指所有牙的颊(唇)舌面颈 1/3 处的龋损所备成的窝洞。复合树脂行修复时重点在于牙体预备时适当增加固位形,及粘接修复时保证良好的隔湿。

【适应证】

前牙及后牙未累及根面的Ⅴ类缺损。

【禁忌证】

1. 术区无法有效隔湿。

2. 需延伸至根面的修复体。

【操作步骤】

1. 比色、隔离 与其他类型相似。比色时需要另外注意的是,牙颈部 1/3 颜色较深。隔离时除可用橡皮障或棉卷加吸唾器以外,建议使用排龈线。

2. 牙体预备 因涉及根面的Ⅴ类洞首选玻璃离子材料而不是复合树脂进行充填修复,故此处只讨论未涉及根面的Ⅴ类洞的牙体预备,如磨损或酸蚀症导致的颈部缺损。预备时只需用金刚砂车针打磨洞壁使其粗糙,并在釉质洞缘预备斜面。

3. 粘接　Ⅴ类洞修复时采用自酸蚀粘接技术或酸蚀 - 冲洗粘接技术。使用酸蚀 - 冲洗粘接技术时,注意酸蚀剂不要接触到牙龈,以免刺激其出血而影响隔湿效果。

4. 树脂充填和固化　遵循分层充填、分层固化的原则。雕刻外形时应尽量与牙体颈部外形轮廓一致,以减少修形时间。

5. 修形和抛光　用粒度从粗到细的金刚砂车针进行修形,使用橡皮抛光尖或抛光杯进行抛光。注意保护牙龈。

【注意事项】

1. 粘接及树脂充填固化的操作过程必须保证在良好的隔湿条件下进行,避免唾液和龈沟液的污染。

2. 若患者是龋高风险,尤其是牙颈部累及根面的龋坏,此种Ⅴ类洞建议使用玻璃离子材料,而非复合树脂进行充填修复。

(李继遥　任　智)

二十、嵌体及高嵌体修复技术

【概述】

嵌体是嵌入牙体内部,用以恢复牙体形态和功能的修复体。高嵌体覆盖一个或多个牙尖,保护剩余牙体组织,是牙体预备较为保守的一种方式。目前主要选用全瓷或复合树脂作为修复材料,以粘接固位为主,美观微创。

【适应证】

1. 大的Ⅰ、Ⅱ类洞充填体;

2. 大的旧充填体替换,如颊舌向缺损大,需做牙尖增强或覆盖;

3. 缺损区美学要求高。

【禁忌证】

1. 咬合力异常,如磨牙症、紧咬牙;

2. 术区无法充分隔湿;

3. 深的龈下缺损。

【操作步骤】

1. 牙体预备　去除龋坏或陈旧充填体,使用复合树脂充填倒凹,使用专用柱状车针制备洞形,洞缘角为 90°,𬌗面牙尖覆盖高度一般为 2mm。

2. 制取印模 排龈,选择合适大小托盘,制取硅橡胶精细印模。

3. 临时修复体 推荐使用无需粘接的光固化临时修复体,临时修复缺损,保护基牙。

4. 试戴与粘接 安置橡皮障,试戴嵌体或高嵌体,调整邻接,待修复体完全就位后,再行修复体清洁、表面粗化,牙面酸蚀粘接,树脂粘接剂粘接,清洁邻面多余粘接剂,光照固化。

5. 调𬌗与抛光 选用中等粒度或细的金刚砂车针调𬌗,用 12 号刀片去除多余粘接剂后,再用钨钢车针、抛光尖、抛光膏逐步抛光。

【注意事项】

1. 嵌体及高嵌体预备需要保障修复体最小厚度,避免厚度不足导致折裂。

2. 尽量安置橡皮障,确保粘接修复效果。

3. 预备体边缘尽量位于龈上,便于印模制取及安置。

二十一、桩核修复技术

【概述】

根管治疗完成后的患牙,在剩余牙体组织较少,直接使用树脂充填或全冠修复不能获得长期、稳定的修复效果的情况下,通常采用桩核修复技术,完成牙体修复治疗。

【适应证】

根管治疗完善,直接行牙体修复治疗效果不佳的患牙:

1. 抗力形不足;

2. 固位形不足。

【禁忌证】

1. 牙体缺损过大,无法获得足够的牙本质肩领时;

2. 断面至龈下,剩余牙根长度过短时;

3. 无法保证粘接效果时;

4. 咬合过紧时。

【操作步骤】

(一) 纤维桩

1. 检查口内情况并参照 X 线片,确认牙根长度、方向、根管充填情况与根尖周情况,确定需要植入的纤维桩数目,拟预备桩道的位置、方向和长度。

2. 使用橡皮障或棉卷隔离患牙。选择合适的 GG 钻或 Peeso 钻,由浅入深,做提拉动作将根管预备到工作长度。

3. 选择与纤维桩系统配套的扩孔钻，由小号到大号，做提拉动作逐级预备根管，每根钻都预备到工作长度，彻底去净桩道及髓腔内的牙胶及糊剂。

4. 选用合适的根管冲洗液，冲洗清除掉桩道内的碎屑，并用纸尖吸干。选择合适的纤维桩进行试戴，确保纤维桩在进入时能够无阻力到达预备的桩道长度，取出时有夹持感。

5. 使用 35% 磷酸酸蚀桩道 20~30 秒，然后用水彻底冲洗清除根管内多余的酸蚀剂，并用纸尖吸干。冲洗时间应达到酸蚀时间的 1.5~2 倍。

6. 桩道内涂布粘接剂，保持 10 秒后用纸尖吸除多余粘接剂，光照 10 秒。在纤维桩上涂擦粘接剂，光照 10 秒。

7. 将粘接 - 核修复一体化树脂导入根管内，置入纤维桩，按压到位后，光照 5 秒，使一体化树脂初步固化。在纤维桩上堆塑一体化树脂，形成树脂核，光照 20~40 秒，使树脂纤维桩核完全固化。最后用车针修整桩核外形。

（二）铸造桩

1. 根管预备前，检查口内情况并参照 X 线片，确认牙根长度、方向、根管充填情况与根尖周情况，确定拟预备桩道的位置、方向和长度。

2. 使用橡皮障或棉卷隔离患牙。选择合适的 GG 钻或 Peeso 钻，由浅入深，做提拉动作将根管预备到预定的工作长度。

3. 根据根管的长度、外形、直径，选择相应型号的根管钻作为最终预备钻针，由浅入深，做提拉动作将根管预备至预定的工作长度。

4. 选用合适的根管冲洗液，冲洗清理桩道内的碎屑，用纸尖吸干。

5. 利用螺旋输送器将硅橡胶印模材料导入根管，插入提前准备好的金属针或塑料针，再将印模材料注满根面，放入堆满印模材料的托盘，凝固后，顺根管方向取下，检查印模是否完整，确认无误后，暂封根管口。灌模型，送技工室制作铸造桩核。

6. 检查铸造桩核组织面有无金属瘤及附着物，若有，用精钢砂车针打磨去除。去除根管口暂封物，冲洗清理根管，纸尖吸干。试戴铸造桩核，要求桩核就位无阻力，拿下时有固位力，根面与核吻合。

7. 用螺旋输送器将水门汀导入根管，插入铸造桩核，按压到位，水门汀粘接后去除多余水门汀，用车针修整桩核外形。

【注意事项】

1. 行桩核修复前，患牙必须进行完善的根管治疗。有瘘管的患牙，应待瘘管愈合后再开始修复；根尖病变范围大的患牙，应延长观察时间，待根尖病变范围缩小后再开始修复。

2. 桩道预备时，应保证根尖 4~5mm 的根尖封闭；保证桩的长度不短于临床冠的高度；保证桩在牙槽骨内的长度大于根在牙槽骨内总长度的 1/2；保证桩的直径在根 1/4~1/3 根径范围内，并保证桩的根尖部根管壁厚度大于 1mm。

3. 单根牙建议只置入 1 根主桩。多根牙内置入纤维桩的数目应考虑牙根数目、缺损范围及部位，通常一壁缺损置入 1 根，二壁缺损考虑置入 2 根，更大的缺损则选用更多数量的纤维桩。

4. 桩道预备时，器械应旋转进出根管并进行提拉运动，以防止器械卡住及折断。单次转磨预备时间不超过 2 秒，以避免过热而损伤牙周组织。不可使用暴力向根尖施压，以避免根管发生侧穿。

5. 根管冲洗液不要使用次氯酸钠、过氧化氢等氧化剂以及酚剂，以避免影响粘接。

二十二、CAD/CAM 椅旁牙体修复技术

【概述】

计算机辅助设计（CAD）和计算机辅助制作（CAM）技术简称 CAD/CAM，目前已被广泛用于嵌体、全冠等口腔科修复体的加工和制作。牙体预备后口内制取光学印模，通过计算机辅助完成修复体设计，由计算机控制的数控加工设备对可切削材料进行自动加工成形，获得修复体。这类修复体具有良好的均一性，质量稳定。CAD/CAM 椅旁牙体修复技术具有快速、高效、椅旁一次完成的特点。适应范围广，已成为未来修复的发展方向之一。

【材料、器械选择】

椅旁 CAD/CAM 主要以 Cerec（Sirona）系统和 E4D（Planmeca）系统为代表，切削材料包括预聚合复合树脂、玻璃陶瓷、高性能聚合物和陶瓷树脂复合物、高透氧化锆陶瓷等。

【适应证】

嵌体、高嵌体、部分冠、贴面和全冠等。

【禁忌证】

1. 咬合力异常，如磨牙症、紧咬牙；

2. 美学要求高的重度四环素牙、无髓变色牙；

3. 术区无法充分隔湿；

4. 深的龈下缺损。

【操作步骤】

1. 牙体预备 去除龋坏或陈旧充填体,使用复合树脂充填倒凹,使用专用柱状车针制备洞形,洞缘角为 90°,𬌗面牙尖覆盖高度一般为 2mm。内线角圆钝,边缘连续光滑,防止出现应力集中。

2. 预备体制取光学印模 使用取像系统对预备体、邻牙及对颌牙取像,获取精确 3D 成像。

3. 修复体外形的计算机辅助设计 有三种辅助设计模式,包括生物再造、镜像复制和复制模式,选用一种适合的模式进行修复体外形设计。

4. 修复体切削与加工 安装可切削的瓷块或树脂块,研磨加工。如果是全瓷瓷块,表面上釉,如有必要可进行外染色、结晶、抛光。如果是复合树脂块,仅需染色和抛光即完成加工。

5. 试戴与粘接 安置橡皮障,试戴修复体,调整邻接,待修复体完全就位后,再行修复体清洁、表面粗化,牙面酸蚀粘接,树脂粘接剂粘接,清洁邻面多余粘接剂,光照固化。

6. 调𬌗与抛光 选用中等粒度或细的金刚砂车针调𬌗,用 12 号刀片去除多余粘接剂后,再用钨钢车针、抛光尖、抛光膏逐步抛光。

【注意事项】

1. 确保洞面边缘线角形成的直径大于 1.0mm,避免形成锐利的边角,外展角为 90°。

2. 修复体预备需要保障修复体最小厚度,避免厚度不足导致折裂。

3. 尽量安置橡皮障,确保粘接修复效果。

4. 预备体边缘尽量位于龈上,便于光学印模制取及修复体粘接。

(何利邦 梁坤能)

二十三、应急处理技术

【概述】

为解决患者初诊急需处理的重大问题而采用的紧急措施。

【适应证】

需进行应急处理的患牙。

1. 急性牙髓炎;

2. 急性根尖周炎;

3. 根管治疗期间的急诊。

【操作步骤】

（一）急性牙髓炎

1. 局部麻醉（上颌牙浸润麻醉，下颌牙阻滞麻醉）。

2. 降低患牙咬合。

3. 建立开髓通道，接去髓室顶，使髓腔暴露，以减小髓腔压力，减轻患牙疼痛。

4. 止血，髓腔内封失活剂，窝洞暂封。

（二）急性根尖周炎

1. 降低患牙咬合。

2. 开髓，接去髓室顶，使髓腔暴露，以建立髓腔引流通道，减轻炎症对根尖周组织的损伤。

3. 保持髓腔开放状态 2~3 天。

（三）根管治疗期间的急诊

1. 去除暂封物及根管内封药。

2. 根管内反复冲洗。

3. 重新封药，避免再感染。

【注意事项】

1. 急性牙髓炎开髓时应尽量减少钻磨振动，以减轻疼痛。

2. 避免开髓引流后立即进行根管预备，以免症状加重。

3. 急性根尖周炎髓腔引流时间不宜过长，一般为 2~3 天。

4. 若为急性化脓性根尖周炎已形成黏膜下脓肿时，需进行脓肿切开，但要掌握适应证。

5. 脓肿切开前行局部麻醉时，应避开肿胀部位，否则易引起疼痛和感染的扩散。

6. 脓肿切开引流术的操作应严格遵守无菌操作原则及一般脓肿切开引流术的原则和要求。

二十四、盖髓术

【概述】

盖髓术（pulp capping）是一种保存活髓的方法，即在接近牙髓的牙本质表面或已暴露的牙髓创面上，覆盖能使牙髓组织恢复的制剂，以保护牙髓，消除病变。分为直接盖髓术和间接盖髓术。

【材料选择】

氢氧化钙、MTA（mineral trioxide aggregate）。

【适应证】

1. 直接盖髓术

（1）根尖孔尚未发育完全，因机械性或外伤性露髓的年轻恒牙；

（2）根尖已发育完全，机械性或外伤性露髓，穿髓孔直径不超过 0.5mm 的恒牙。

2. 间接盖髓术

（1）深龋、外伤等造成近髓的患牙；

（2）深龋引起可复性牙髓炎，牙髓活力正常，并无根尖周病变；

（3）作为慢性牙髓炎或可复性牙髓炎的诊断性治疗。

【禁忌证】

1. 因龋露髓的乳牙禁忌直接盖髓；

2. 临床表现为不可复性牙髓炎或根尖周炎的患牙禁忌直接盖髓。

【操作步骤】

1. 局部麻醉（上颌牙浸润麻醉，下颌牙阻滞麻醉）。

2. 上橡皮障，使用挖器或球钻去除龋坏组织，间接盖髓术为避免穿髓，可保留少许近髓处的软化牙本质。消毒，棉球干燥窝洞。

3. 在牙髓暴露处或近髓的牙本质上面放置盖髓剂，氧化锌丁香油糊剂暂封窝洞。

4. 观察 1~2 周，若无任何症状，则去除全部暂封剂，洞底保留厚度 1mm 的盖髓剂，然后永久充填。

5. 对于保留少量软龋的龋洞，在 6~8 周后，去净软龋后再行永久充填。

【注意事项】

1. 勿用强压缩空气吹干窝洞，避免刺激牙髓组织。

2. 放置盖髓剂和暂封充填材料时，勿向髓腔方向施加过大压力。

3. 观察期间若症状加重，应及时改用适当的治疗方法。

二十五、牙髓切断术

【概述】

牙髓切断术（pulpotomy）是切除炎症牙髓组织，以盖髓剂覆盖在牙髓断面，保留正常牙髓组织的方法。

【材料选择】

氢氧化钙、MTA（mineral trioxide aggregate）。

【适应证】

因龋病、外伤或机械性露髓的根尖未发育完成的年轻恒牙。

【操作步骤】

1. 局部麻醉（上颌牙浸润麻醉，下颌牙阻滞麻醉）。

2. 上橡皮障，用挖匙或球钻去除龋坏组织，制备洞形。

3. 患牙及窝洞消毒，纱卷或棉球隔离患牙。

4. 揭去髓室顶。

5. 使用锐挖匙或球钻切除冠髓达根管口或略下方，生理盐水冲洗、止血、干燥。

6. 放置盖髓剂，棉球轻压。

7. 氧化锌丁香油糊剂暂封，术后 2~4 周复诊，无症状永久充填。

【注意事项】

1. 正确选择适应证。

2. 术中严格无菌操作。

3. 术后 3 个月、6 个月、1 年、2 年复查，了解牙髓、牙根发育情况。

4. 若治疗失败可选择牙髓血运重建术或根尖诱导成形术。

（彭　栗）

二十六、根尖诱导成形术

【概述】

根尖诱导成形术（apexification，AP）是指牙根未完全形成之前而发生牙髓严重病变或根尖周炎症的年轻恒牙，在消除感染或尖周炎症的基础上，用药物诱导根尖部的牙髓和（或）根尖周组织形成硬组织，使牙根继续发育并使根尖形成的治疗方法。

目前研究发现年轻恒牙发生牙髓及根尖周病后，在控制感染、消除炎症后，通过药物诱导，可以使根尖部存留的生活牙髓和牙乳头以及上皮根鞘组织恢复正常功能，促进牙根持续发育，形成闭合根尖孔。

【材料选择】

1. 氢氧化钙　氢氧化钙制剂作为根尖诱导首选药物。氢氧化钙的碱性能中和炎症所产生的酸性产物,达到消炎的目的。同时能促进根尖组织碱性磷酸酶的活性,加速硬组织沉积,从而促进根尖孔闭合或形成钙化屏障。

2. 三氧化矿物凝聚体(mineral trioxide aggregate,MTA)　MTA 是一种新型的生物材料,广泛应用于口腔治疗中。它具有良好的生物相容性和抗菌性,且细胞毒性较小,可以促进组织再生;由于其不受潮湿环境的影响能进一步水合作用,防止微渗漏发生;其成分结构和牙体组织相似,抗压抗折能力突出。

3. 抗生素糊剂

4. 碘仿糊剂

【适应证】

(1) 牙髓病已波及根髓的年轻恒牙;

(2) 牙髓坏死并发根尖周炎症的年轻恒牙。

【操作步骤】

1. 常规备洞开髓,必要时可在局麻下进行。若有急性症状者,需先行应急处理,开放根管,拔髓引流,待症状缓解后继续治疗。

2. 根管预备消毒　根管扩锉器械去除根管内感染坏死牙髓组织,次氯酸钠或氯己定溶液,生理盐水反复彻底冲洗根管,纸尖干燥根管,封入根管消毒药物,如氢氧化钙、酚类消毒棉捻等,每周更换,直至根尖炎症症状消失。

3. 药物诱导　清理根管内封药后,导入诱导根尖成形的药物,填满根管,使其接触根尖部组织,暂封开髓洞形。

4. 随访观察　3~6 个月随访,拍摄 X 线片观察根尖是否形成或闭合。

5. 常规根管充填　待牙根发育完成或根尖闭合后,完成根管永久充填。

【注意事项】

1. 在清理根管的时候应先根据影像学检查确认其工作长度,避免将感染物质压入根尖区或破坏根尖部正常组织。

2. 在根尖诱导之前需要彻底清除根管内感染物质,消除根尖周炎症。控制感染可以使牙乳头和上皮根鞘活力恢复,进而促进牙根继续发育。

3. 随访期间若发现根尖段封药影像减少,则需要打开根管重新导入根尖诱导药物。建议使用有阻射影像的药物以利于评估,如 Vitpex 糊剂等。

4. 由于根尖诱导成形术的疗程较长,效果受多方面因素影响,如根尖周病变程度、牙根发育情况以及儿童患者自身状况等,在治疗前需要和患儿及家长做好充分的沟通和交流。

二十七、牙髓血运重建术

【概述】

牙髓血运重建术是针对年轻恒牙的牙髓及根尖周疾病,在控制感染后诱导根尖部干细胞迁移和分化,从而在患牙根管内新生出有活力的牙髓样组织,完成牙根继续生长发育的技术。与传统方法相比,可以最大程度的消除根尖炎症,促进牙根发育,提高患牙保存率,其效果已获得口腔临床医师认可,并在国内外进行推广。

【材料选择】

1. 根管冲洗剂　主要包括 1.5% 次氯酸钠(NaClO)、17% 乙二胺四乙酸(EDTA)、氯己定(CHX)和生理盐水。

2. 根管消毒剂　推荐使用三联抗生素糊剂(生理盐水等比例混合甲硝唑、环丙沙星和米诺环素,浓度 0.1~1.0mg/ml)或者氢氧化钙。

3. 冠方生物材料封闭剂　推荐使用 MTA 或 Biodentin、玻璃离子及树脂。

【适应证】

1. 牙髓坏死并发根尖周炎症的年轻恒牙;

2. 后期不需要桩核修复者;

3. 对治疗过程中的药物不过敏者;

4. 患者及监护人能知情配合者。

【操作步骤】

1. 首诊

(1) 局麻下,橡皮障隔离,开髓。

(2) 使用侧方开口的冲洗针头,1.5% 次氯酸钠溶液和 17%EDTA(20ml/ 根管,5 分钟)充分、缓慢地冲洗。尽量不要接触到生活牙髓或超出根尖周。生理盐水(5ml/ 根管)冲洗清理根管。

(3) 纸尖干燥根管。

(4) 根管封药,推荐使用等比例混合配制三联抗生素糊剂或氢氧化钙。

(5) 使用临时修复材料封闭开髓洞形,1~4 周后复诊。

2. 复诊　检查患牙叩痛、瘘管、松动等情况,若有持续炎症体征,应更换根管内封药或延长抗菌药物的治疗时间。预约再次复诊。若无症状,行牙髓血运重建术。

(1) 使用不加血管收缩剂的麻药局麻,橡皮障隔离,冲洗、清理根管内封药,20ml 17%EDTA 溶液充分、缓慢冲洗根管,采用超声荡洗根管,纸尖干燥。

（2）使用大号 K 锉旋转超出根尖刺激根尖周组织出血,充盈至根管釉牙骨质界。停止刺激,等待约 15 分钟形成血凝块。

（3）必要时可以在血凝块上放置可吸收基质,如凝胶海绵等。再导入 MTA 等生物材料覆盖约 3mm,封闭冠方。

（4）视情况处理进行后续修复。可放置干棉球暂封,待 MTA 固化后行美学修复;也可使用玻璃离子垫底后直接修复。

3. 术后随诊 术后 6、12、18、24 个月随访。检查临床症状及拍 X 线片观察根尖发育情况。

治疗效果评估:症状消除,根尖暗影消失,骨质愈合;患牙牙根根壁厚度和（或）根长增加;牙髓电测试呈阳性反应。

【注意事项】

1. 在治疗过程中不进行或行最小限度的机械预备,尽可能避免损伤根管内残留活性组织,保存干细胞。

2. 根管冲洗时应缓慢、充分,针头应避免刺激根尖周组织造成损伤。

3. 对于有美观要求的牙齿,根管封药及使用 MTA 时应确保其位于釉牙骨质界下,或者替换其中的着色成分。

4. 血运重建麻醉时应不使用含肾上腺素的麻药,以免影响根尖刺激出血效果。

5. 推荐使用口腔科手术显微镜,以便于治疗过程中视野清晰,明确根管内情况、血凝块位置及冠方封闭效果等。

6. 若封药期间症状持续存在,建议考虑常规根尖诱导成形术。

（叶 玲 高 波）

二十八、根管治疗术

【概述】

根管治疗术是牙髓病和根尖周病治疗的基本方法和最佳选择。根管治疗术是通过机械清创和化学处理的方法清理、成形根管,将牙髓腔内的病原刺激物（包括已发生不可复性损害的牙髓组织、细菌及其产物、感染的牙本质层等）全部清除,再经过必要的药物消毒,以及严密充填,达到消除感染源、堵塞、封闭根管空腔,消灭细菌的生存空间,防止再感染的目的。

【适应证】

根管治疗术适用于有足够牙周支持组织,且需保存患牙的下述病症:

1. 不可复性牙髓炎；

2. 牙髓坏死；

3. 牙内吸收；

4. 根尖周炎；

5. 牙根已发育完成的移植牙和再植牙；

6. 某些非龋性牙体硬组织疾病；

7. 因其他治疗需要而牙髓正常者。

【禁忌证】

1. 不能恢复功能、不能进行牙体修复的患牙；

2. 牙周支持组织不足的患牙；

3. 患有较严重的全身系统性疾病，一般情况差，无法耐受治疗过程的患者；

4. 张口受限，无法实施操作，根管治疗器械无法进入的情况。

【操作步骤】

1. 治疗前准备 通过病史采集、临床检查和辅助检查，结合患者的主观症状、身心状态，拟定治疗方案。充分进行医患交流并详细记录，签署根管治疗术知情同意书（包括患者情况、患牙情况、治疗的意义、治疗步骤、治疗难度、可能出现的情况以及预后等）。采用"根管治疗难度系数表"评估操作难度和预测治疗效果。

2. 根尖 X 线片 要求拍摄术前片、术中初尖片、主尖片、根充完成片共 4 张牙片。为保证每次拍片的重复性，建议采用平行投照技术。

3. 无痛技术和无菌技术 治疗全过程均强调无痛技术和无菌技术，以消除患者口腔科治疗恐惧，防止交叉感染。无痛技术包括麻醉法和失活法。无菌技术强调术者、术区的消毒隔离；手术器械的消毒灭菌；所有的患牙在进行根管治疗前都推荐使用橡皮障进行术区的隔离。

4. 根管治疗步骤

(1) 牙体准备：包括去净龋坏组织和充填物、调改咬合（调𬌗应当在根管治疗前完成，以利于测定根管工作长度时参照点的确定）、隐裂牙做暂时冠修复。

(2) 开髓：确定开髓孔的位置、大小和方向，建立合适的洞形路径。要求揭全髓室顶，使根管器械无阻力直线进入根管；在充分暴露根管口的同时，尽可能少破坏牙体硬组织。详见本章"二十九、开髓术"。

(3) 确定根管口位置：采用直视法和手感法寻找确定根管口的位置和数

目;有条件者建议借助口腔科手术显微镜和根管探针完成。

(4) 拔髓:感染坏死牙髓采用分段逐步深入拔除,避免推出根尖孔;非坏死牙髓一次拔除,切忌残留牙髓组织。

(5) 确定工作长度:工作长度的确定是根管治疗成功的关键,推荐使用根尖定位仪并结合根尖 X 线片以获取较精确的数值,在测定根管长度的同时要对根管数目、长度、形态和走向等进行评估。详见本章"三十、根管长度测定技术"。

(6) 根管预备:根管预备方法有常规法、逐步后退法、逐步深入法等,最终达到根管系统的彻底清理,形成沿原根管走向、有一定锥度,止于根尖基点的根管形态。

(7) 冲洗:润滑和冲洗贯穿于根管预备的全过程。要求无压力冲洗,使冲洗液形成回流,强调冲洗液的用量和冲洗频率,做到边扩大边冲洗。建议配合超声冲洗或负压冲洗系统。详见"三十五、根管消毒技术"。

(8) 根管内用药:根管内用药推荐使用氢氧化钙糊剂,封药时间为 1~2 周。对难治性根尖周炎病例建议进行药敏试验。

(9) 根管充填:符合根管充填指征的病例,可选择侧方加压充填法或热垂直加压充填法完成根管充填。详见"根管充填技术"。建议使用根尖封闭性好、生物相容性好的根充糊剂。

5. 完成牙体修复　根尖 X 线片显示根管充填完好后,行暂时或永久性牙体修复。视患牙状况建议行嵌体、全冠或桩冠修复。

6. 术后回访　为了充分评估治疗效果,建议建立根管治疗回访制度。回访周期可为 3 个月、半年、1 年、2 年或更长。

7. 病历完整资料的保存　病历的完整与规范书写以保存完整的资料,有重要的科研价值和法律价值。

【注意事项】

1. 根尖周炎急性期,根管内渗出液多不能吸干,根尖周透射影过大、且不做同期根尖外科手术的病例宜选择多次法根管治疗;其他病例可选择一次法或多次法根管治疗。

2. 根管治疗术过程中如果出现并发症,应迅速做出最妥善的处理,并及时与患者沟通今后将采取的治疗措施。

二十九、开髓术

【概述】

开髓术或称髓腔通路预备,是根管治疗术的第一步,也是关系到根管治疗效果的重要环节。其目的不仅仅是去净龋坏组织,暴露髓腔,去除髓室感染和坏死的组织,还包括根管口探查及直线通路的建立,从而为后续治疗步骤建立一个适宜的通道。

【器械选择】

开髓术涉及开髓器械和根管探查器械。常用的开髓器械包括高速和低速手机、各种裂钻和球钻,如开髓时用尖端有切削功能的金刚砂钻,而穿髓后用尖端无切削功能的钻针。根管探查器械主要有根管探针。必要时可以辅助口腔科手术显微镜或头戴放大系统。

【适应证】

同根管治疗术的适应证。

【禁忌证】

同根管治疗术的禁忌证。

【操作步骤】

1. 术前准备　结合大样本数据,通过临床检查和根尖 X 线片分析患牙的髓腔形态、大小、方向、髓室顶和髓室底的位置、牙齿及牙根的长度,估计根管数目。并注意髓腔形态是否破坏,有无髓石或弥散性钙化等。

2. 制备开髓洞形　首先去净龋坏组织和影响开髓路径的修复体,然后在釉质和牙本质上形成开髓洞形。开髓洞形的形状、大小与方向应与患牙髓腔解剖形态相一致。

3. 穿通髓腔　穿通髓腔选用高速涡轮钻,在前牙舌面或后牙𬌗面的最高髓角处穿透髓室顶进入髓腔,推荐使用较小的球钻。术中应注意控制钻针进入的深度和方向,体会"落空感",防止出现台阶。

4. 揭髓室顶　穿入髓腔后,保持钻针恒定深度,推荐使用带有非切削尖端的高速车针,沿髓腔窝洞边缘扩钻,将窝洞内髓角连通后即可揭开髓室顶。最后用探针检查髓室顶是否完全揭开,如未完全揭开,可用小球钻提拉式钻磨可去净窝洞底部的髓室顶,并形成窝洞壁到髓腔壁间的平滑移行部。

5. 寻找根管口　用根管探针检查根管口的分布,推荐口腔科手术显微镜下进行根管口探查,以免遗漏根管,必要时需辅助 CBCT 检查的三维影像确定根管口数目及是否有钙化物。

6. 探查根管　用根管锉探查根管,检查是否可直线进入各根管深部。必要时可用扩孔钻修整根管口,以利拔髓。

【注意事项】

1. 注意开髓时钻针的方向和深度,避免底穿和侧穿,以及磨除过多牙体组织。

2. 注意髓室顶底距离的增龄性变化,防止破坏髓室底形态或髓室底穿。

3. 外伤牙需要分析髓室及根管的弥散性钙化情况,避免依赖"落空感",防止侧穿。

三十、根管工作长度测定技术

【概述】

根管的工作长度是指从牙冠部参照点到根尖牙本质牙骨质界的距离。牙本质牙骨质界通常位于根管最狭窄处,是根管预备的终止点,又称根尖止点,通常距根尖 0.5~1mm。根管长度测定技术即确定根管的工作长度的方法,主要有根尖 X 线片法和电测法。

【适应证】

同根管治疗术的适应证。

【禁忌证】

同根管治疗术的禁忌证。

【操作步骤】

1. 根尖 X 线片法

(1) 确定待测牙的冠部参照点:该参照点要求稳定无变化,在根尖 X 线片上容易确定,且预备器械杆部的橡皮片能与之接触。

(2) 确定初始长度:术前根尖 X 线片上量出患牙长度,在此基础上减去 1mm 作为初始长度。

(3) 确定工作长度:按参照点以初始长度插入 15 号锉,拍根尖 X 线片。在根尖 X 线片上量出锉尖与根尖的距离,若该距离为 1mm,则初始长度即为工作长度;若该距离距根尖 2mm,则把初始长度加 1mm 即为工作长度,反之一样。若该距离大于 3mm,则需重拍根尖 X 线片。

2. 电测法　电子根尖定位仪测定根管长度是临床中最常用的方法。测量时一个电极(唇钩)挂于口角处,另一电极与根管锉相连,锉杆上的橡皮片与参照点接触,当锉尖到达根管最狭窄处时,即可测出根管工作长度。

【注意事项】

1. 建议采用平行投照技术,对于根管重叠的病例,可将球管向左或向右偏 20° 分开重叠根管;而对根管较多的牙,应分拍几张根尖 X 线片,以避免相互干扰。此外,根尖 X 线片对根尖孔不在根尖的牙不是很准确。

2. 电测法与根尖 X 线片法相比,具有简便、快捷、准确,减少 X 射线等优点,但患牙根尖孔较大时测量不够准确,建议与根尖 X 线片法联合使用。

(汪成林)

三十一、根管预备——逐步后退技术

【概述】

逐步后退技术的基本原理是:进行根管预备时,使用小号器械预备至根尖后,用大号器械向冠方边后退边预备,器械号数越大,预备长度越短。使用逐步后退技术有利于维持根管形态,减少根尖偏移、根尖或侧壁穿孔、台阶形成等并发症,而这些并发症在使用刚性器械和标准技术预备弯曲根管时很容易发生;逐步后退法预备锥度较标准法大,能够提高根管清理效果,便于根管充填。

【适应证】

轻中度弯曲根管,也可用于直根管。

【操作步骤】

1. 根尖预备　确定工作长度后,使用初尖锉(到达工作长度有摩擦感的第一支锉,如 #15)预备至工作长度后,换大一号锉(如 #20)预备至工作长度,直至主尖锉(如 #25)预备至工作长度。

2. 后退预备　使用比主尖锉大一号的锉(如 #30)预备至工作长度 −1mm,之后扩锉针每增大一号,预备长度减少 1mm,后退 2~3 根锉(如 #45)或预备至直根管部分。如果更大号的锉工作长度的减少不是固定的 1mm,而是在其刚好接触根管壁(摩擦点)时稍预备(旋转 1/2 圈后取出),则被称为被动逐步后退技术。

3. 根管中上段敞开　GG 钻敞开中上段,每换大一号 GG 钻,操作长度减少 2mm。

4. 根管壁修整　使用主尖锉顺时针切削整个根管壁至工作长度。

【注意事项】

1. 易将根尖区碎屑推出根尖孔,工作长度在弯曲根管预备时可能变化。

2. 扩锉时注意使用根管润滑剂,全过程每换一根锉,均要进行根管冲洗和使用小号锉进行回锉。

3. 被动逐步后退技术能够较好地维持根管的形态,有助于避免过度预备,但是形成的根管锥度是变化的,不适于侧方加压充填。

三十二、根管预备——逐步深入技术

【概述】

逐步深入技术的基本原理是:先进行根管中上段的预备,去除冠方阻力,然后进行根尖区预备。这种方法可以去除冠部干扰,敞开根管中上段,先去除根管中上段的微生物和碎屑,防止推向根尖区,便于进行冲洗。有利于后续使用的器械到达根尖,同时由于减少了中上段的阻碍,增强了手指对手用器械尖端的控制。能够减小根管弯曲度,使测量的工作长度更加准确。

【适应证】

直根管、弯曲根管均可,尤其适用于弯曲根管。

【操作步骤】

1. 根管中上段敞开　可以使用 K 锉、GG 钻或镍钛器械的根管口成形锉敞开根管中上段,例如使用 #15~#25 锉预备至阻力处或 16~18mm,#2GG 钻预备至 14~16mm,#3GG 钻预备至 11~13mm。

2. 根尖预备　初尖锉(到达工作长度有摩擦感的第一支锉,如 #15)预备至工作长度后,换大一号锉(如 #20)预备至工作长度,直至主尖锉(如 #25)预备至工作长度。之后可以使用逐步后退技术预备根尖段。

3. 根管壁修整　使用主尖锉顺时针切削整个根管壁至工作长度。

【注意事项】

扩锉时注意使用根管润滑剂,全过程每换一根锉,均要进行根管冲洗和回锉。

三十三、弯曲根管预备技术

【概述】

弯曲根管的预备难度较直根管大,对口腔医师的诊疗水平提出了更高的要求。因弯曲根管的形态复杂性和受切削器械物理特性影响,弯曲根管预备过程中更易出现以下并发症:

1. 工作长度丧失　如形成台阶、牙本质碎屑堵住根尖部。

2. 根管偏移和根尖孔敞开　器械的刚性使其随着直径的增大,柔韧性减小,器械不位于根管中央,切削后的根管形态发生改变。

3. 器械分离　预备过程中,根管弯曲造成器械的循环疲劳和扭转负载导致器械折断。

4. 侧壁穿孔　常发生于磨牙的近中根管的分叉处,因为此处的根管往往不位于牙根横截面中央,更靠近根分叉处。

为了更加彻底地进行弯曲根管的预备,同时有效地避免上述并发症的发生,临床医师应该根据牙位、根管的走向、弯曲程度、直径等解剖因素采取预弯器械,使用小号 K 锉及镍钛器械,以及选择适当的预备方法。用于弯曲根管预备的器械主要通过以下三种机制减少并发症的发生:①减少器械弹力产生;②分散器械弹力;③避免器械嵌入根管壁。

【适应证】

弯曲根管

【操作步骤】

1. 根管的探查　弯曲根管预备时,可以将小号 K 锉进行预弯后进行探查。表 9-2 和表 9-3 列出了各牙位最常见的根管弯曲方向,可以使探查更有针对性。

表 9-2　根管最常见的弯曲方向(上颌牙)

上颌	中 / 侧切牙	尖牙	第一前磨牙		第二前磨牙		第一 / 第二磨牙		
常见弯曲方向	唇侧远中	唇侧远中	双根管颊根腭侧	双根管腭根颊侧远中	单根管	近颊根远中颊侧	远颊根近中	腭根颊侧

表 9-3　根管最常见的弯曲方向(下颌牙)

下颌	中 / 侧切牙	尖牙	第一前磨牙	第二前磨牙	第一磨牙		第二磨牙	
常见弯曲方向	远中唇侧	远中唇侧	单根管远中颊侧	单根管远中唇侧	近中根远中	远中根远中	远中根远中	近中根远中

进行探查时,可以采用平衡力技术。即将锉放置于根管中,顺时针方向旋转(小于 $180°$)进入根管,使切刃进入牙本质,然后逆时针(大于 $120°$)旋转切削牙本质,最后顺时针向外提拉,去除牙本质碎屑。重复直至到达工作长度。

平衡力法被认为是最有效的手用器械技术。

2. 根管的预备　弯曲根管进行根管预备时,应当首先敞开中上段,以减小根管弯曲度,便于器械到达弯曲部位,利于预备时碎屑及感染物质的去除。可以灵活采用逐步后退技术、逐步深入技术、冠向下技术、Lightspeed 技术中的一种或者几种技术的组合,即混合技术。其中,冠向下技术最为常用。

(1) 冠向下技术:首先预备根管冠部,最后预备根管尖部。目前许多机用镍钛系统都推荐使用该预备方法,可以有效减少根管预备并发症。其基本方法是:先使用某一镍钛系统中最大锥度或号数的锉,预备中上段或预备至距根尖止点 3~5mm 处;再依次选用锥度或号数较小的锉,预备长度较之前长1~2mm,直至主尖锉到达工作长度。应用此方法时,工作长度的确定可以在预备之前进行,也可以在敞开中上段后进行。

应用举例:

锥度 / 号数	.06/40	.06/35	.06/30	.06/25
预备长度(mm)	16	17	18	19(工作长度)

锥度 / 号数	.12/25	.10/25	.08/25	.06/25	.04/25
预备长度(mm)	14	16	17	18	19(工作长度)

(2) Lightspeed 技术:通过使用 Lightspeed 器械预备弯曲根管。Lightspeed 器械由三部分组成:没有切削作用的引导尖、小的桨状切削区和一个细而柔软的杆部。所有使用 Lightspeed 技术的器械皆遵循以下方式:向根尖方向的低速旋转持续预备,遇到阻力后使用"啄木鸟"式手法继续向前预备。虽然此方法可以较好的维持根管形态,但根管敞开程度较小。

(3) 混合技术(组合技术):是指根据根管的解剖形态等临床因素,将多种器械灵活组合使用,例如使用 GG 钻和 K 锉建立直线通路,再用 Protaper 进行根管成形和根尖的预扩大,镍钛 K 锉或 Lightspeed 器械用于根尖制备,最终进行根管壁修整。从而得到较单一预备系统和方法更加令人满意的根管清理和成形效果。

【注意事项】

扩锉时注意使用根管润滑剂,全过程每换一根锉,均要进行根管冲洗和回锉。

(孙建勋)

三十四、钙化根管治疗技术

【概述】

根管钙化是牙髓组织对刺激如创伤、龋病或牙周病等的一种反应,也可以是一种增龄性变化。随着继发性或修复性牙本质的沉积,髓腔逐渐缩小,或有髓石或弥散性钙化形成,甚至发生完全的钙化闭锁,导致根管口难以定位或根管无法疏通。根尖 X 线片主要表现为根管影像不清或根管细小,髓腔完全钙化可显示为髓腔密度与牙本质密度一致。钙化根管治疗技术的目的是疏通钙化根管,完成根管预备和根管充填,其重点在于钙化根管的定位和疏通。

【适应证】

钙化根管

【器械选择】

根管探针、小号 K 锉、口腔科手术显微镜、超声设备、激光等。

【操作步骤】

1. 钙化根管口的定位　常用直头尖探针和根管探针探查,必要时使用口腔科手术显微镜确定,一般镜下可见钙化牙本质的颜色比周围牙本质深,钙化牙本质的中央即是根管口所在。

2. 钙化根管的通畅　根管口定位后,常用 6 号、8 号和 10 号根管锉疏通根管,先将锉尖端 1mm 预弯,蘸根管润滑剂如 EDTA 凝胶,根管锉反复逐渐锉入,每次加深 1~2mm,同时用大量冲洗剂冲洗根管内的牙本质碎屑。

3. 钙化根管的化学预备　临床常用 17%EDTA 溶液和凝胶等螯合剂辅助根管的机械预备,EDTA 接触牙本质 15 分钟,即可起到软化牙本质的作用。

4. 显微超声技术　根管超声技术需要结合口腔科手术显微镜使用。首先要明确根管口和根管方向,再用 15 号超声锉进入根管,选用中等输出功率,轻轻上下移动,并逐渐向根尖方向深入,直至达到要求的长度。在治疗过程中要多次拍根尖 X 线片,必要时辅以 CBCT 检查,以确保超声锉进入根管方向的正确,防止发生根管侧穿。根尖 1/3 发生钙化的患牙,应先将根管口适当扩大或完成根管上 1/3 的预备,再利用超声技术扩通钙化根管,必要时可以采用合适的激光进行根尖部钙化根管的疏通。

【注意事项】

1. 钙化根管的治疗失败率较高,且超声设备功率大,切削能力强,术者常常难以控制,易在扩锉过程中改变根管形态,拉直根管,造成根尖孔偏移等。

2. 治疗过程中,应重视患者的依从性问题,术前一定要与患者交流,使其对整个治疗有充分的了解,配合治疗,并签署知情同意书。

(汪成林)

三十五、根管消毒技术

【概述】

根管消毒包括根管预备过程中的根管冲洗和根管预备后的根管封药。两种方式的适应证、操作过程、注意事项等都各不相同。在此分开进行介绍。

（一）根管冲洗

【适应证】

（1）进行根尖诱导成形术、根尖屏障术、牙髓血运重建术,在根管预备过程中及完成清理后的患牙。

（2）进行根管治疗,在根管预备过程中及根管充填前的患牙。

【禁忌证】

基本无绝对禁忌证,如患者对某一种根管冲洗药物有变态反应,应考虑更换冲洗药物。

【操作步骤】

1. 向患者说明根管冲洗的目的及注意事项。

2. 术前准备检查盘、注射器、三用枪、吸唾管、棉卷或橡皮障、纸尖、超声工作仪、根管冲洗药物。常见的根管冲洗液:0.5%~5.25% 次氯酸钠、17% EDTA、2% 氯己定。

3. 棉卷或橡皮障隔湿患牙,在根管预备过程中,预备器械交换期间,用注射器吸取适量次氯酸钠,将注射器针头松松的插入根管深部,然后注入大量次氯酸钠冲洗根管。

4. 根管机械预备到位后,用次氯酸钠溶液超声冲洗根管 30~60 秒,吸唾管吸引。

5. 三用枪轻轻吹干牙面,纸尖吸干根管。

6. EDTA 溶液超声冲洗根管 10~30 秒,吸唾管吸引。

7. 对于感染根管,还需用 2% 的氯己定溶液浸泡根管 1~3 分钟。

【注意事项】

1. 冲洗针头必须宽松地放在根管内,不可超出根尖孔,切忌将针头卡紧并加压注入。

2. 超声工作尖在根管内的长度要短于工作长度 1~2mm,并避免与根管壁直接接触形成台阶。

3. 三用枪吹干患牙时要与髓腔呈一定角度,不可直吹根管口。

4. 纸尖吸干根管时注意纸尖不要超过工作长度,以免超出根尖孔损伤根尖周组织。

5. 对于进行牙髓血运重建术的患牙,只可采用注射器吸取根管冲洗药物(次氯酸钠+氯己定+生理盐水)大量冲洗根管,不可使用超声。

（二）根管封药

【适应证】

1. 进行根尖诱导成形术,已完成根管预备的患牙。

2. 进行根尖屏障术,已完成化学预备且存在根尖周病变的患牙。

3. 进行牙髓血运重建,已完成根管冲洗的患牙。

4. 进行根管治疗,已完成根管预备的感染根管。

【禁忌证】

根管内有大量渗出物,无法吸干的患牙。

【操作步骤】

1. 向患者说明根管封药的目的及注意事项。

2. 术前准备检查盘、三用枪、吸唾管、棉卷或橡皮障、纸尖、暂封材料、小棉球、根管消毒剂。常见的根管消毒剂:氢氧化钙、氯己定、三联抗生素(环丙沙星+米诺环素+甲硝唑)。

3. 棉卷或橡皮障隔湿患牙,三用枪轻轻吹干患牙,吸唾管吸引。

4. 纸尖吸干根管。

5. 将根管消毒剂置于根管内。

6. 在髓室底放置一小棉球,使用暂封材料将窝洞暂时封闭。

【注意事项】

1. 三用枪吹干患牙时要与髓腔呈一定角度,不可直吹根管口。

2. 纸尖吸干根管时注意纸尖不要超过工作长度,以免超出根尖孔损伤根尖周组织。

3. 放置消毒剂时动作要轻柔,消毒剂不可超出根尖孔。

4. 根管封药的时间至少要达到 1 周以上。

5. 若复诊时患牙仍存在渗出或症状,应重复根管封药,直至无渗出、无症状。

三十六、根管充填技术——侧方加压充填技术

【概述】

侧方加压充填技术（lateral compaction technique）是最基本和最常用的根管充填技术，其特点是将与主尖锉大小一致的主牙胶尖放入根管内，用侧方加压器加压，然后插入副尖，如此反复直至根管充填严密的方法。

【适应证】

根管治疗中根管系统经过预备和消毒后，达到下列条件时可进行根管充填：

1. 已经过严格的根管预备和消毒；

2. 患牙无疼痛或其他不适；

3. 暂封材料完整；

4. 根管无异味、无明显渗出物；

5. 根管充填必须在严格隔湿条件下进行；

6. 侧方加压充填技术适用于大多数形态规则的直根管或轻中度弯曲根管。

【禁忌证】

1. 形态不规则的根管，如根管有根内吸收或根管偏移较大、C 形根管、牛牙症、根管分叉等变异根管；

2. 根尖孔敞开，牙胶尖无法封闭根尖孔的根管的充填；

3. 极度弯曲的根管。

【操作步骤】

1. 说明根管充填的目的及注意事项，以取得患者的同意与合作。

2. 术前准备检查盘、三用枪、吸唾管、棉卷或橡皮障、纸尖、暂封材料、小棉球、锥度尺、根长测量尺、侧方加压器、能被烧热的器械（如挖匙）或者携热器、牙胶尖、根管封闭剂（根据主要成分不同，根管封闭剂主要有氧化锌丁香油类、树脂类、氢氧化钙类、玻璃离子类、硅酮类等）。

3. 棉卷或橡皮障隔离患牙，三用枪轻轻吹干患牙，吸唾管吸引。

4. 选择主牙胶尖　在根管系统预备后，根据根管的形态和长度选择与主尖锉一致的、能到达工作长度的标准牙胶尖为主牙胶尖。主牙胶尖能到达距工作长度 0.5mm 处，且在根尖缩窄 1~2mm 处与根管壁紧密贴合，回拉有阻力。若所选的主尖很松，应剪去其尖端一小部分后再次尝试。若所选主尖不

能到达工作长度,应换成小号的牙胶尖,确认主尖合适,保证根尖 3~4mm 由主牙胶尖封闭。主尖选择、修改完成后,用 75% 乙醇或 2.5%~5%NaClO 溶液消毒、干燥备用。

5. 根管准备　在根管充填前需要对根管进行最后消毒干燥。常用消毒剂为 2.5%~5%NaClO 溶液,用纸尖干燥根管。

6. 选择侧方加压器及副尖　主尖在根管内就位之前和之后,所选的侧方加压器都能达到距离工作长度 1~2mm 内的位置。副尖应选择与侧方加压器大小一致或小一号的牙胶尖。

7. 放置根管封闭剂　可用扩孔钻、螺旋输送器、主牙胶尖或超声器械将根管封闭剂送入根管内。

8. 放置主牙胶尖　将消毒后的主牙胶尖蘸一薄层封闭剂,缓慢插入根管内至工作长度,以防止根尖区堆积过多封闭剂。

9. 加压主牙胶尖　主牙胶尖就位后,将选好的侧方加压器沿着主尖与根管壁间的空隙缓慢插入根管内直至距操作长度 0~1mm,加压并旋转侧方加压器,使主尖被充分侧向和垂直加压,为副尖留出足够空隙。

10. 放置副尖　在副尖的尖端涂少量根管封闭剂,再插入根管至先前侧方加压器的深度,再用侧方加压器压紧补充副尖,如此反复操作至根管紧密填塞。

11. 完成根管充填和髓室充填　当侧方加压器只能插入根管口下 2~3mm 时,用烧热的挖匙或其他携热器从根管口位置去除多余的牙胶,后用轻微的力量(小于 1.5kg 的压力)垂直加压根管口。用 75% 乙醇棉球将残留在髓室内的封闭剂和牙胶清除,拍术后 X 线片,暂封或永久充填。

【注意事项】

1. 窦道的存在并不是根管充填的绝对禁忌证。在初诊时通过根管预备和消毒处理,大多数窦道会愈合,此时可以完成根管充填。但是当窦道仍未完全愈合时,只要符合上述条件,仍可进行根管充填。根管充填后窦道通常会愈合。

2. 主牙胶尖的选择要合适。

3. 根管充填要在严格的隔湿下进行。

4. 侧压时不宜用力过大,避免根折。

5. 充填时要准确把握工作长度。

三十七、根管充填技术——垂直加压充填技术

【概述】

垂直加压充填法(vertical condensation technique)是常用的根管充填方法之一,其特点是加热根管中的根充材料使其软化,进而通过向根尖方向垂直加压,促使充填材料更为致密地充填根管各解剖区域,达到严密封闭根管的效果。

【适应证】

根管治疗中根管系统经过预备和消毒后,达到下列条件时可进行根管充填:

1. 经过严格的根管预备和消毒;

2. 患牙无疼痛或其他不适;

3. 暂封材料完整;

4. 根管无异味、无明显渗出物;

5. 根管充填必须在严格隔湿条件下进行;

6. 垂直加压充填技术适用于形态不规则根管和侧支根管。

【禁忌证】

1. 细小根管的充填;

2. 根尖孔敞开,牙胶尖无法封闭根尖孔的根管的充填。

【操作步骤】

1. 向患者说明根管充填的目的及注意事项,以取得患者的同意与合作。

2. 术前准备检查盘、三用枪、吸唾管、棉卷或橡皮障、纸尖、暂封材料、小棉球、根长测量尺、锥度尺、垂直加压器、携热器、热牙胶注射仪、主牙胶尖、根管封闭剂(根据主要成分不同,根管封闭剂主要有氧化锌丁香油类、树脂类、氢氧化钙类、玻璃离子类、硅酮类等)。

3. 棉卷或橡皮障隔湿患牙,三用枪轻轻吹干患牙,吸唾管吸引。

4. 选择主牙胶尖　根据根管的形态和长度选择锥度较大的非标准牙胶尖为主牙胶尖。主牙胶尖能到达距工作长度 0.5mm 处,且在根尖缩窄 1~2mm 处与根管壁紧密贴合,回拉有阻力。如主牙胶尖短于或超过工作长度,则应更换新的主牙胶尖,用锥度尺制作与根管根尖大小相符的主牙胶尖或重新预备根管。主尖选择、修改完成后,用 75% 乙醇或 2.5%~5%NaClO 溶液消毒、干燥备用。

5. 根管准备 在根管充填前需要对根管进行最后消毒干燥。常用消毒剂为 2.5%~5%NaClO 溶液,用纸尖干燥根管。

6. 选择垂直加压器和携热器 选择合适的垂直加压器和携热器,垂直加压器和携热器能进入距工作长度 3~5mm 处的根管,且不会卡紧。

7. 放置根管封闭剂 可用扩孔钻、螺旋输送器、主牙胶尖或超声器械将根管封闭剂送入根管内。

8. 放置主牙胶尖 将消毒后的主牙胶尖蘸一薄层封闭剂,缓慢插入根管内至工作长度,以防止根尖区堆积过多封闭剂。

9. 垂直加压充填 该步骤包括两个阶段,首先充填主根管的根尖 1/3 和侧支根管,然后充填主根管的冠 2/3。首先用携热器去除根管口外的多余牙胶。将携热器加热直接插入牙胶尖直到距根尖 3~5mm 处,停止加热并向根尖方向持续加压 10 秒,然后加热 1 秒退出根管,退出时去除根管中上段的牙胶,然后用垂直加压器向根尖方向均匀加压,使牙胶贴合根管壁和根管不规则部分。当根尖部分充填结束后,主根管内除了根尖部分有致密的充填材料外,中上段应该是空的。充填根管中上段时,使用热牙胶注射仪连接根尖和根中 1/3,将牙胶注射于根管内再用垂直加压器加压充填。注射热牙胶时,注射针不抵到根管壁,避免针头向根尖形成压力。每次注射入根管内的长度为 3~5mm,采用分段充填的方法进行直至根管口。

10. 完成根管充填和髓室充填 用乙醇棉球将残留在髓室内的封闭剂和牙胶清除,拍术后 X 线片,暂封或永久充填。

【注意事项】

1. 窦道的存在并不是根管充填的绝对禁忌证。在初诊时通过根管预备和消毒处理,大多数窦道会愈合,此时可以完成根管充填。但是当窦道仍未完全愈合时,只要符合上述条件,仍可进行根管充填。根管充填后窦道通常会愈合。

2. 主牙胶尖必须到工作长度,且回拉有阻力。

3. 垂直加压器必须能到达距工作长度 3~5mm 处不会卡紧,必须有足够空间使加压器根向移动到想要的深度,且在加压时不会卡在牙本质壁中。

4. 热牙胶注射仪的回填针不能卡在根管中,针尖到卡紧处后应后退1mm,给材料根向的流动空间,同时使根管中的空气冠向逸出。

5. 回填应分段进行,确保根管中充填材料在任一位置都被压实。

(张　岚)

三十八、根尖屏障术

【概述】

因外伤、龋病或发育异常需行根管治疗的年轻恒牙,常规的根管充填常因牙根未发育完成根管口仍呈喇叭状而不能有效地封闭根尖,最终导致治疗失败。传统的根尖诱导成形术疗程长、就诊次数多,同时在这期间,由于牙根薄弱常会发生牙根折断,而根尖屏障术的应用可以有效地避免上述缺点,并获得致密的根尖封闭,提高年轻恒牙根管治疗的成功率。

【适应证】

1. 牙髓病变已累及根髓,而不能保留根髓的年轻恒牙;

2. 牙髓全部坏死或并发根尖周炎症的年轻恒牙;

3. 牙髓血运重建术治疗失败的年轻恒牙;

4. 根尖外吸收导致根尖狭窄区破坏的慢性根尖周炎患牙。

【操作步骤】

1. 术前评估,拍 X 线片了解牙根发育的程度,根尖周破坏的程度及范围。

2. 橡皮障下对患牙进行常规开髓,根管预备,冲洗,干燥后封管内消毒药物,如封氢氧化钙 2 周。

3. 去除封药,根管干燥,显微镜下将约根尖屏障材料经专用输送器输送入根尖部分,用垂直加压器轻压,形成 3~4mm 长的根尖屏障拍 X 线片评估根尖封闭的位置及质量,待材料硬固后再行根管上部的充填及冠部修复。

4. 定期随访观察,疗效评价,失败的患牙可考虑行显微根尖手术。

【注意事项】

1. 使用橡皮障、根管显微镜。

2. 因牙根未发育完全,根管长度测量仪往往无法准确测量长度,需结合 X 线片。

3. 根备的过程中需彻底清洁根管,可用次氯酸钠结合超声荡洗进行清洁和冲洗。

4. 不同材料的硬固时间不同,生物陶瓷类为目前较为常用的根尖屏障材料,为保证材料水合作用所需的潮湿环境,可在其上方置一湿灭菌水棉球并将洞口封闭至少 4~6 小时,待材料硬固后,再行根管上部的充填。

三十九、根管再治疗术

【概述】

牙髓病和根尖周病在根管治疗中,由于对患牙根管的清理不全或封闭未能到位,首次根管治疗可能失败。临床采用非手术根管再治疗(以下简称再治疗)是首选。

【适应证】

1. 根管遗漏、钙化、器械分离、根管偏移等导致根管未完全清理或根尖封闭不到位而引起术后临床症状的患牙;

2. 根尖周炎在根管治疗术后根尖出现新病损或者病损未愈合并扩大的患牙;

3. 塑化治疗失败需要根管再治疗的患牙。

【禁忌证】

1. 牙周情况差、牙列中没用功能也无修复价值的患牙;

2. 患牙疑为病灶感染的病源牙,评估后无法进行根管再治疗,如根尖段器械分离;

3. 患者全身情况不佳,或严重的系统性疾病,无法耐受治疗;

4. 患者不愿意接受根管再治疗。

【操作步骤】

1. 术前评估　再治疗是费时费力且技术含量要求很高的过程。影像学检查,根尖X线片用于首诊辅助诊断;CBCT分析遗漏根管、器械分离、底穿或侧穿以及根管弯曲度。

2. 橡皮障隔离。

3. 去除冠部修复体、根管桩,建立根管入路。

4. 选择合适的牙胶溶剂,以及使用再治疗锉去除根管充填材料。

5. 底穿或者侧壁穿孔可在显微镜下使用生物陶瓷类材料修补。

6. 显微镜寻找遗漏根管。

7. 完善的预备和消毒后进行根管充填。

8. 随访观察。

【注意事项】

1. 使用橡皮障和根管显微镜。

2. 交替使用牙胶溶剂和次氯酸钠,接近根尖处少使用牙胶溶剂,多使用次氯酸钠,仍需建立根管的平顺通道。

3. 探查遗漏根管时,在显微镜下操作,或在髓腔注入染料着色,采用DG16探针辅助探查。CBCT可帮助确诊遗漏根管,并可指导确认钙化部位。

4. 器械分离首先尝试显微镜下取出,超声技术、套管技术较为常用,若根尖弯曲或器械位于根尖处取出困难时,可尝试建立旁路。

5. 再治疗术前经临床检查、X线片、CBCT检查,无法建立根管再治疗通路的,如有较深的根管桩、侧穿、外吸收、根尖偏移过大等,建议直接显微根尖手术探查,预后更好。

四十、显微根尖外科手术

【概述】

根管治疗能使大部分牙髓病、根尖周病的患牙得以长期保留,但部分患牙仅用根管治疗术难以治愈。对这些患牙,可以辅以根尖外科手术,而传统的根尖外科手术由于器械的陈旧、术区进路受限、视野不足,易引起各种术后并发症,甚至直接导致手术失败。随着口腔显微镜、CBCT、超声器械及新材料的普及,显微根尖手术在准确性、预测性和成功率上均有了新的高度,明显提高了患牙的保存率。

【适应证】

1. 解剖变异　根管系统存在解剖变异,如弯曲根管、根尖分歧、峡部的存在等,常规根管治疗难以彻底清理和充填;

2. 慢性根尖周炎经根管治疗后病变扩大或长期不愈者,怀疑根尖外周感染;

3. 部分根尖周囊肿,根管治疗后仍不敏感需手术刮除囊壁;

4. 医源性因素　根管治疗中出现器械分离、侧穿、超填的根充物引起根周组织刺激症状者,非外科手术方法无法解决。

【禁忌证】

1. 类似拔牙手术,判断患者的全身情况　对于处在白血病或中性粒细胞减少症的活动期,最近频发心脏病以及患有不可控制的糖尿病的患者,一般不建议进行根尖手术。而患者处于心肌梗死恢复期或正在服用抗凝止血药物时,应推迟手术,术前需请内科医师会诊,决定是否暂停药物。

2. 判断患牙的牙周健康状况　牙齿的松动度和牙周袋的深浅是必须考虑的两个关键因素。

【操作步骤】

1. 术前评估,患者知情同意　包括与患者及家属的沟通、全身医学评价、口腔局部检查、X 线及 CBCT 的检查,了解牙根的形态、病变的部位和邻近的解剖关系等。

2. 局部麻醉和止血　术区根据具体情况,使用含有血管收缩剂的局麻药,采用浸润或阻滞麻醉。

3. 设计切口及翻瓣　根据牙位不同,患牙病变部位不同,临床中设计不同的切口设计。如近中垂直切口加龈沟切口的角形瓣常用于后牙;若患牙同时存在牙周问题如深牙周袋、牙槽骨吸收、根分叉病变等,采用垂直切口加龈沟切口更能彻底暴露病变区,便于直视下去尽病变组织、菌斑及牙石,修整骨外形。

4. 去骨及根尖周肉芽刮除　随着显微外科器械的使用,理想的去骨直径约为 4~5mm,只需满足器械在骨腔内自由操作的要求即可。在根尖切除之前,需用刮匙对附着于牙根尖周围的病变肉芽组织予以彻底刮除。

5. 根尖切除　通常在距离根尖约 3mm 处,采用 45°反角涡轮手机及去骨钻垂直于牙根长轴截断根尖组织。

6. 染色与检查　根尖切除后,将蘸有亚甲蓝的棉棒涂布于牙根截面,生理盐水冲去多余的染料后,若根尖切除完整,从显微口镜中可以看到牙周膜呈围绕牙根的一蓝色圆环状,不仅如此,一些微渗漏区也同样会被染色,如峡部、牙根微折裂、侧穿、遗漏根管等处。

7. 超声倒预备　超声倒预备目的是为了去除根尖段的充填材料及感染物并预备出一个利于倒充填的洞形,理想的倒预备要求超声工作尖沿牙根长轴向冠方预备一个深约 3mm 的 I 类洞。其中峡部的预备同样十分重要。

8. 根尖倒充填　生物陶瓷类材料因具备亲水性,良好的生物性而成为目前临床应用最广的一种倒充填材料。调拌好的材料由输送器送至洞口并轻轻加压充填,充填完毕后可用一湿棉球清洁根面,去除多余的倒充填材料,最后可以切换至高倍镜下通过显微口镜检查充填质量。

9. 复位缝合　在瓣膜复位之前,需要用生理盐水冲洗术区,去除碎屑,可以根据骨缺损的大小、范围,与邻近组织的解剖关系,使用人工骨、胶原膜,再将瓣膜复位到正确的位置,用浸有生理盐水的湿纱布轻轻按压复位组织,去除瓣下积聚的血液和组织液。术后可进行面部冰敷,防止水肿,并保持口腔清洁,一般 5~7 天拆线。

10. 术后定期随访,评估疗效。

【注意事项】

1. 医师必须熟悉根管解剖、根尖周邻近组织解剖，术中必须使用显微镜。

2. 去骨之前，医师需结合 X 线片，根管治疗工作长度以及 CBCT 等准确定位根尖，避免磨除过多的骨组织。

3. 峡部的预备要求与根管相同，但因其位于牙根的薄弱部位，容易被穿透，需选择较细的超声工作尖，小心谨慎的操作。

4. 疼痛和肿胀是显微根尖手术最常见的术后反应，术前需与患者进行沟通。术前术后预防性口服止痛、防止水肿的药物如布洛芬可以有效缓解疼痛反应，术后采用冰敷可以减少肿胀的程度。

（杨锦波）

四十一、器械分离处理技术

【概述】

根管治疗术中，由于种种原因，扩孔钻、根管锉、拔髓针等器械可能折断于根管内，发生器械分离，是根管治疗过程中较常见的并发症之一，可发生于根管的任何部位。过度使用和对器械的过度施力是器械分离的主要原因。分离器械本身不会直接造成治疗的失败，而间接因素如对根管清理和消毒的影响有可能造成失败，潜在影响根管治疗的预后。口腔临床医师应综合评估各种因素，平衡利弊，考虑是否取出及取出策略。

【器械选择】

显微镜、橡皮障、夹持器械（专用镊子、钳子）、GG 钻、改良 GG 钻、超声工作尖、超声发生器、环钻、微套管系统、小号 K 锉或 H 锉、手术相关器械。

【适应证】

1. 非手术治疗适用于分离器械位于根管内较直的部分且有足够厚度的牙体组织。

2. 手术治疗适用于非手术治疗无法取出分离器械，且经过完善的根管再治疗后仍有症状和体征者。

【禁忌证】

1. 患者全身情况不佳，无法完成治疗。

2. 患者不愿意接受治疗。

3. 患者在取出器械过程中牙本质厚度不足易造成穿孔者。

【操作步骤】

1. 术前影像学和临床评估,选择合适的方案。

(1) 保守治疗:①完全取出分离器械;②在分离器械旁建立旁路并预备充填至根尖;③分离器械作为根充物留在根管内,预备充填至器械断端。

(2) 手术治疗或拔除。

2. 橡皮障隔离患牙,显微镜下定位根管。

3. 若分离器械位于根管口外且较松时,使用夹持器械直接取出。

4. 若分离器械位于根管中部或不能被夹持或较紧时,尝试使用以下方法:

(1) 修整分离器械的冠方通路,GG 钻以拂刷的动作形成到达分离器械冠方的锥形直线通路,注意远离根分叉方向并尽可能保留牙体组织。

(2) 根据分离器械断端直径,选择合适型号的改良 GG 钻建立台阶状平台。

(3) 选择合适的取出方法取出分离器械,最安全可靠的技术是显微超声和(或)显微套管技术的联合应用。

1) 超声法:低功率无水情况下,超声工作尖先在分离器械末端的一侧局部来回运动,轻柔地去除分离器械一侧的牙本质,尝试将超声工作尖楔入分离器械与管壁之间,使分离器械振动,直至其"跳出"根管口;若局部运动无法使分离器械松动弹出,则以逆时针方向围绕分离器械四周去除牙本质,逐步暴露其冠方末端,分离器械松动"跳出"根管。

2) 环钻法:根据分离器械断端直径,选择合适型号的环钻,包绕并沿着分离器械长轴逐步向下,在其周围稳定的去除牙本质,分离器械可能被牙本质碎屑固定在环钻内取出。若环钻在分离器械周围建立一定深度的沟槽后仍无法将分离器械带出根管,此时应考虑显微套管系统取出分离器械。

3) 显微套管系统:根据各种器械的具体使用手册进行操作。超声或环钻法使分离器械断端暴露足够长度,套管套入暴露端楔住断械,并将其拔出。

5. 当器械分离于根管中下段甚至超出根尖孔,而分离器械较松时,可用超声工作尖伸入根管内分离器械旁边,利用水流与超声振动将分离器械带出根管。

6. 若器械断裂于根管上部且与根管壁间有空隙或以上方法无法取出时,用小号 K 锉或 H 锉在分离器械与根管壁之间制作旁路,绕过分离器械,换用大一号根管锉预备根管,最后到达根尖部,完成根管的彻底清理和严密充填。

7. 若器械超出根尖孔,且有临床症状,建议手术方法如显微根尖外科手术或意向性牙再植术。前者为局麻,翻瓣,暴露术区,取出分离器械,根尖倒预备及倒充填,复位和缝合。

8. 若分离器械不能取出或继续去除牙本质可能会致穿孔,则将分离器械作为根充物留在根管内,预备充填至器械断端,追踪观察。出现临床症状后可选择手术治疗或拔除。

【注意事项】

1. 器械分离关键在于预防,学会正确使用各种器械,术前仔细检查器械,弃用变形和使用次数过多的器械,术中勿对根管内器械盲目施力。

2. 发生器械分离时,应进行术前影像学分析,获得分离器械的位置、长度、根管形态、牙体组织厚度等信息。

3. 进行治疗前,一定要全面告知患者治疗计划、各种方案利弊、治疗时间、费用及预后。

4. 取分离器械前,用棉球或纸捻堵住邻近的根管口,防止分离器械进入根管。

5. 防止分离器械推出根尖孔,切勿向分离器械断端施加压力。

四十二、髓腔穿孔修补技术

【概述】

髓腔穿孔是根管系统与牙周组织形成的医源性或病理性交通,可在开髓、预备根管或桩道预备过程中发生,这种交通可导致细菌渗漏至牙周组织,造成穿孔区牙周组织炎症和牙槽骨的吸收,是根管治疗过程中常见的并发症之一。髓腔穿孔的预后与穿孔的位置、大小、形态、感染程度、修补时机、牙周状况、操作者经验等因素有关。修复方法主要有非手术性修复和手术性修复。

【器械和材料选择】

显微镜、局部麻醉药、注射器、橡皮障、超声工作尖、超声发生器、冲洗针头、冲洗液(如生理盐水、1.5% 次氯酸钠、3% 过氧化氢等)、牙胶片段、棉球或胶原塞、止血剂、屏障材料(胶原、硫酸钙等)、穿孔修补材料(如 MTA、玻璃离子、生物陶瓷水门汀)、修补材料专用放置工具(如 MTA 输送器、专用充填器)、垂直加压器或纸尖、手术相关器械。

【适应证】

1. 医源性因素如根管过度预备、不正确的器械操作等导致的穿孔。

2. 病理性因素如牙内吸收、外吸收导致的穿孔。

3. 非手术性修复适用于髓室底穿孔、根管颈 1/3 和中 1/3 处,且器械方便由原髓腔开口进行操作的患牙;手术性修复适用于非手术性修复预后不佳如穿孔范围大、外吸收造成的不规则穿孔或无法使用非手术方法修复的。

【操作步骤】

1. 局麻,橡皮障隔离患牙,显微镜下寻找定位穿孔,明确穿孔部位、大小和非手术修复的可能性。

2. 较小的穿孔,若出血可以止住,根管干燥,三维充填中可得到封闭和修补;若穿孔较大且有渗出则行以下步骤。

(1) 对于新鲜穿孔,生理盐水冲洗,止血,干燥根管;对于陈旧性穿孔,刮除穿孔处肉芽组织,超声器械清洁穿孔周壁,次氯酸钠冲洗液冲洗穿孔,止血,干燥根管。

(2) 牙胶片段、棉球或胶原放进缺损区的根方,以防止穿孔修补过程中材料碎屑等阻塞根管。

3. 龈上穿孔处理同传统的牙体修复学;骨上穿孔需多学科联合,包括正畸牵引和牙周手术;骨下穿孔行以下步骤。

(1) 若修补根管中 1/3 或根尖 1/3 穿孔时,首先建立穿孔冠方的直线通路,敞开冠方,暴露穿孔;

(2) 对于根尖 1/3 穿孔,一般都伴有台阶和阻塞,小号预弯 K 锉避开穿孔区,进入并疏通穿孔下方的根尖区并预备至主尖锉,然后用修补材料充填至根尖段,封闭穿孔区,必要时辅以手术治疗,如根尖切除术和根管倒充填术。

4. 若有骨破坏,将可吸收屏障材料放入穿孔周围组织中,与牙周组织直接接触,上端与穿孔外表面形状一致,使用修复材料修补穿孔。

5. 若无骨破坏,直接使用修复材料修补,使用修补材料专用放置工具将修补材料置于穿孔处,垂直加压器或纸尖辅助加压,直至完成修补。

6. 对于亲水性材料,将湿润小棉球置于材料表面,暂封,影像学检查。复诊行常规治疗、充填或修复。

7. 手术性修复有根管外科手术或意向性牙再植术 前者的操作步骤为

局麻,显微镜下翻瓣,去骨,暴露穿孔部位,术区清洗干净,充填材料修补;后者的操作步骤为局麻,拔除,体外修补穿孔,植入患牙。

【注意事项】

1. 积极预防髓腔穿孔,操作前影像学的细致检查及术前评估,完备的牙齿解剖学知识,操作中注意牙齿的位置和角度,注意钻针平行于牙体长轴,根管锉的正确使用是避免此类失误发生最重要的措施。

2. 穿孔的感染时间影响预后,对于陈旧性穿孔应去除感染肉芽组织,清理冲洗穿孔处。穿孔部位发生于牙槽嵴顶附近预后不良,越靠近根尖,预后越好。

3. 穿孔修复与根管的治疗顺序针对不同病例,结合具体情况慎重选择。即刻修补穿孔的预后较延迟修补要好。穿孔处细菌感染的控制、预防及治疗是修复成功与否的关键。

4. 防止材料阻塞根管,先用牙胶尖、小棉球放进缺损区的根尖侧。

5. 避免修补材料推入根尖周组织,放置材料时不需要使用过大的压力,轻轻放置材料。

6. 理想的穿孔修补材料应具有生物相容性、不可吸收性、诱导骨和牙本质再生、刺激性小、杀菌抑菌等特性。

7. 良好的视野是确保穿孔获得最佳修复的重要前提。

(高　原)

四十三、牙体牙髓科治疗中异物的误吸误咽

【概述】

牙体牙髓科治疗中,小器械如车针、根管治疗器械等可能被患者吸入呼吸道造成误吸或进入消化道造成误咽。误吸误咽是一个多学科难题,它涉及口腔医学、耳鼻喉科学、外科学、内镜操作等多个学科和技术,需要不同领域的专家共同参与其预防、早期诊断和治疗。

【操作步骤】

1. 一旦出现异物滑落口内的意外,立即撑开患者口腔,让患者保持开口状态,以防止吞咽动作。嘱患者头侧躺,使异物滑向口内侧方,迅速起身,将口内异物自行吐出。若异物落于舌根部,嘱患者迅速坐起低头,反复咳嗽并用力短促呼气,使异物由舌根部向前方滑出,再让患者自行吐出。

2. 若医师能够看见异物,用镊子或吸唾管小心取出异物,避免将异物推

入喉部深处。

3. 若已发生误吸误咽,立即让患者平躺,取头低脚高位或垫高腰臀部,以免异物落入更深部位。放射科拍摄胸腹平片,确定异物位置,根据异物在体内滞留位置,制订下一步处理方案。

4. 误吸的应对　若异物吸入呼吸道,应先采取非侵入性方法处理,如背击或咳嗽,对怀孕或肥胖的患者进行胸部或腹部推挤,用手指清除无意识患者的口腔异物等。若不能取出,呼吸道被严重阻塞出现致命情况,需紧急会诊麻醉科及耳鼻喉科,或考虑进行环甲膜切开术。若取出失败,误入气道的异物应尽早(24小时内)以纤维支气管镜取出。时间过长可能造成气管水肿、肉芽形成,经气管取出异物就较为困难,需采用开胸手术取出。

5. 误咽的应对　若胸腹平片显示异物位于食管,应立即行消化道内镜直接取出。若异物进入胃部,可采取消化道内镜取出,或留院观察,等待其自行排出。大多数异物在保守治疗的3~5天后自行排出。患者若出现剧烈腹痛、恶心、呕吐或其他部分肠梗阻、腹膜炎等症状,则立即胃肠外科手术治疗。

【注意事项】

1. 异物的误吸误咽关键在于预防,应从医务人员以及患者两方面进行。对于医务人员应采取多方面措施以减少误吸误咽的发生,如采取正确诊疗体位,防止患者头部过度后仰;医师佩戴合适型号的手套,防止打滑或影响触觉反馈;确认涡轮车针或其他棘轮插件的安装等。诊疗过程中常规使用橡皮障,治疗中的小物件可以用缝线或牙线结扎,以防止物件脱落;也可使用纱网屏障保护气道。此外,可通过无痛麻醉技术、化学去龋技术,或镇静、全身麻醉的方法处理有口腔科畏惧或焦虑的患者。对于患者,特别是儿童,可让其先适应就诊环境、缓解紧张情绪;治疗前禁食;让患儿充分休息,避免精神不佳;因感冒而鼻塞咳嗽者,待症状消除后再行口腔科治疗。

2. 误吸误咽发生后应及时判断确定异物位置并转诊相关科室。

3. 治疗过程中应充分安抚患者及家属。

【诊疗流程】

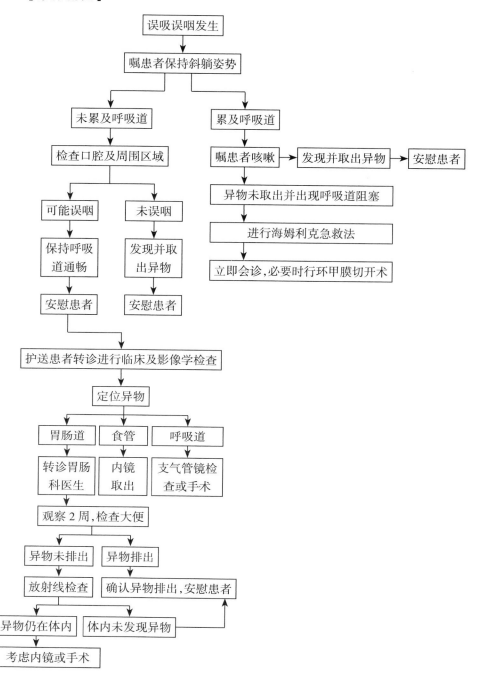

（陈新梅　樊怡）

四十四、意向性牙再植术

【概述】

意向性牙再植术是针对常规方法难以治愈的患牙,有意识地将患牙完整拔出,经过体外检查、诊断及治疗后再即刻将患牙植入原牙槽窝内以保存患牙的治疗方法。

【适应证】

1. 根尖外科手术入路无法建立的患牙,如下颌第二磨牙。

2. 根尖外科手术入路建立的过程会伤及相邻重要解剖结构(如颏孔、鼻腭神经、上颌窦、下颌神经管)的患牙。

3. 根尖外科手术无法修补的或根尖外科手术入路建立会损伤大量健康牙槽骨的牙根穿孔。如牙根近远中向、根分叉区、舌侧、腭侧的穿孔或舌根、腭根的颊侧穿孔。

4. 因全身健康状况而无法耐受或配合根尖外科手术的患者。

5. 常规根管(再)治疗、根尖外科(再)手术后症状仍无改善的患牙。

【禁忌证】

1. 牙根分叉明显的患牙。

2. 伴随牙周病变且Ⅱ度及以上松动的患牙。

3. 其余禁忌证同牙拔除术。

【操作步骤】

(一)术前准备

1. 向患者详细说明意向性牙再植术的治疗目的、过程、注意事项、风险,确保患者对治疗知情同意,并签署知情同意书。

2. 治疗所需器械及试剂 拔牙钳、Hank液,余同根尖外科手术。

3. 术前1天嘱患者用氯己定漱口(2次/日),并服用非甾体类抗炎药(如布洛芬,按每日最高剂量使用)。

4. 术前1天酌情嘱患者服用广谱抗生素(如阿莫西林,500mg/次,3次/日)。

(二)操作方法

1. 局部麻醉 同牙拔除术。

2. 拔牙前,反复确认患牙牙位。

3. 牙拔除 拔牙时,拔牙钳钳喙必须始终位于釉牙骨质界冠方,包绕解剖学牙冠,不能接触牙骨质,尽量保证牙周韧带的完整。拔牙时应十分小心,颊舌向或近远中向缓慢轻微摇动患牙,直至患牙可以完整脱离牙槽窝,拔牙过程可能持续 20 分钟以上。

4. 患牙离开牙槽窝前,与医疗团队确认后续操作均已准备就绪。牙完整拔除后,用橡皮带缠绕拔牙钳柄。

5. 患牙在体外的时间控制在 15 分钟以内,持续用 Hank 液轻柔浸润牙根表面,以维持牙周膜韧带的活性。

6. 体外操作　轻握拔牙钳柄,牙根正对显微镜光源。显微镜下,使用无水高速机头和裂钻,在 Hank 液冷却下,与牙长轴垂直方向行根尖切除术,切除根尖 3mm。亚甲蓝染色牙根截面,显微镜下,观察是否存在根充缝隙、峡部、遗漏根管、牙根折裂等。随后用超声器械行根管倒预备,无菌纸尖干燥倒预备窝洞,用具有生物活性的填充材料充填窝洞。光滑平整倒充填根面,显微镜下确认根尖端被完整严密封闭。

7. 牙槽窝内的肉芽组织一般不需去除,以避免搔刮过程中损伤牙槽窝壁牙周膜而影响患牙预后。对于根尖周囊肿,需选择合适的刮匙,小心搔刮取出囊肿,同时避免损伤牙槽窝壁牙周膜。

8. 将患牙植回牙槽窝内,恢复生理性殆平面,随后同时按压患牙颊舌侧骨壁;在患牙殆面放置一无菌纱球,嘱患者紧咬纱球 10 秒,随后轻咬持续 10 分钟以固定患牙。

9. 通常情况下患牙不再需要其余固定措施。若需固定,可采用 Perio-pak 或单丝线交叉斜跨殆面缝合方法。

【注意事项】

1. 告知患者拔牙过程中牙根有折断的可能,从而导致患牙无法保留。圆锥形或融合的牙根更易被拔除,治疗更易成功。健康的牙周组织是治疗获得良好预后的保障。

2. 拔牙时拔牙钳喙绝不可接触釉牙骨质界至根尖的区域,且使用牙铤;拔牙过程保持耐心,缓慢摇动患牙,尽量降低对牙槽窝的损伤。

3. 橡皮带缠绕拔牙钳柄,可避免患牙从钳喙滑落,也可避免钳喙接触釉牙骨质界根方区域,防止操作者紧握拔牙钳而对牙冠施加过大压力。

4. 体外操作时间必须在 15 分钟内,医疗团队需默契配合,尽快完成操作。

5. 体外操作时始终避免接触患牙牙根表面及牙槽窝壁,不需要搔刮牙槽窝。保持牙根表面始终有 Hank 液浸润。

6. 患牙复位后需保证生理性的殆平面,复位后如不松动则不需牙周夹板固定患牙。

7. 嘱患者术后 3 日内食用软质食物,术后 1 周内避免使用患侧咀嚼,并持续用氯己定漱口(2 次 / 日),服用非甾体类抗炎药(如布洛芬,按每日最高剂量使用);酌情服用广谱抗生素(如阿莫西林,500mg/ 次,3 次 / 日)。

8. 患者症状消失、患牙稳固后,一般在术后 3 个月可行全冠修复。

四十五、激光治疗技术

【概述】

20 世纪 60 年代,随着红宝石激光开始在口腔领域的应用,激光治疗在牙髓病的诊疗中逐渐发挥重要作用。激光具有方向性好、单色性好、密度高、能量高、发散度小,以及光束照射到生物组织可产生光热效应、光化学效应、光电磁效应、生物刺激效应等特点,在口腔疾病治疗中可充分发挥切割、气化、凝固、烧灼、光敏、止痛等多种功能。目前用于口腔临床的激光主要有 Nd:YAG 激光,Er:YAG 激光,CO_2 激光,Er,Cr:YSGG 激光和半导体激光等。

目前使用最广泛的方法包括牙髓电测试和温度测试,这些方法主要测试牙髓对刺激的反应,而不能真正判定牙髓活力。而激光多普勒血流仪能无创监测牙髓血流,在对外伤牙牙髓状态检测和随访时更具客观性和可靠性,因此它通常在其他检测结果间存在矛盾时使用。

【材料及器械选择】

激光多普勒血流仪、口腔专用激光治疗仪,及其配套的专用工作头。

【适应证】

1. 牙髓活力诊断;

2. 盖髓术和牙髓切断术;

3. 牙本质过敏;

4. 根管清理和消毒。

【操作步骤】

1. 牙髓活力诊断

(1)制作橡胶夹板:用硅橡胶印模材料取测试牙及对照牙的印模。修整印模外表面,在被测牙的印模牙冠唇面中线上,距龈缘 2~3mm 处钻孔以容纳探头。

(2)信号带宽:由于牙齿血流较低,因此在检测前将信号处理带宽调整为 20Hz~3kHz,以得到最高的信噪比,从而取得最准确的测量结果。

（3）检测牙髓血流量：在安静的检查室进行。测量时受试者端坐于牙椅上，术者将牙面擦干，戴上事先预制的橡胶夹板，将激光血流探头插入橡胶夹板上的小孔与牙面接触。测量结果显示在计算机显示器上。

（4）结果判断：将患牙及正常对照牙的测试结果进行比对，判断患牙的牙髓状态。

2. 盖髓术和牙髓切断术　橡皮障隔离患牙，去除龋坏，2% 碘伏消毒术区，在暴露牙髓或者牙髓切断面使用激光照射，清除穿髓孔区牙体组织碎屑，封闭细小血管，使血液凝结，消毒创面，用氢氧化钙或生物活性材料（如 MTA、iRoot BP）等覆盖牙髓，然后用流动树脂严密充填窝洞。

3. 牙本质过敏　首先根据厂家的建议设置输出功率，连续波长照射；在敏感牙颈部进行 5 秒钟非接触式照射，并轻轻移动激光手柄，然后停止 20 秒；重复这一过程 6 次，敏感区域在激光下的总暴露时间为 30 秒，可显著缩小牙本质小管径，在牙本质表面形成完整的熔融层并达到一定深度，完全封闭牙本质小管，降低其渗透性，在牙齿表面形成一保护层。

4. 根管清理和消毒　根管预备完成后，在根管内注射 NaClO 或者 EDTA，将激光工作尖置于根管口或根管上段，根据不同产品厂家建议，设置激光工作时间，进行根管荡洗。

【注意事项】

1. 由于不同用途的激光参数的设置存在不同，因此在进行相应临床治疗前，应仔细阅读仪器的使用说明书，严格按照操作规程进行。

2. 激光对人的视力可能造成损伤，因此在操作过程中患者和医师均应佩戴专用防护眼镜。

3. 在测定牙髓活力时，牙周组织与口腔黏膜对激光多普勒血流仪血流信号有干扰，检测过程中要避免触碰，同时测试牙需上橡皮障。牙体形态、厚度、充填物大小、结构设计与参数指定、探头的位置及周围环境的温度变化等对信号均有一定影响。

4. 在激光用于牙本质敏感症治疗时，避免剂量过大损伤牙髓。激光可与脱敏剂或者树脂粘接剂等合用，可增强脱敏剂和粘接剂封闭牙本质小管的效果。

5. 在利用激光进行根管消毒时，激光不能替代现有根管消毒技术，而是作为现有根管消毒技术的补充。

四十六、超声治疗技术

【概述】

超声波的频率在20kHz~1GHz,因其空化作用、热效应及声流作用被广泛应用于根管预备、根管消毒、根管内异物取出、根管再治疗、显微根尖外科手术等多个牙体牙髓治疗领域。

【材料及器械选择】

根据治疗目的选择相应的超声工作尖和超声工作系统。目前市面上主要有Piezon Maste 400(EMS,瑞士),P5或者PMax(Satele,法国),Enac(Osada,日本)以及Ultrasonic Endo J15(Spartan,美国)等主要根管工作系统。

【适应证】

1. 去除暂封充填材料;
2. 根管荡洗清洁;
3. 髓室钙化物的去除;
4. 根管内钙化物的去除;
5. 去除根管内牙胶;
6. 去除根管桩;
7. 取分离器械;
8. 显微根尖外科手术。

【禁忌证】

1. 带有心脏起搏器的医师和患者禁用;
2. 心脏病患者、孕妇及幼儿慎用。

【操作步骤】

1. 去除暂封充填材料 选择探针型或预防型工作尖,使用中到高强度功率及大量冲洗,可以在有效去除Cavition、丁氧膏等根管治疗期间暂时充填物的同时对牙本质壁产生最小的影响。

2. 根管消毒清洁 完成根管机械预备后,选用超声根管荡洗锉或15#超声锉,使用低到中等强度频率,结合次氯酸钠根管内冲洗液及EDTA等螯合剂,进行根管内荡洗。可与次氯酸钠形成协同作用,促进Na^+、ClO^-、NaOH、ClOH等形成,促进NaClO溶解组织并有效杀灭细菌;同时超声波的空化作用、声流作用可以有效溶解根管内有机物质,去除牙本质碎屑和玷污层,甚至分解DNA,裂解细胞,破坏红细胞、血小板,改善狭窄、弯曲、根尖段和复杂根管的冲洗效果,并减小冲洗液推出根尖孔的可能性;另外超声产热也可以增强冲洗液的消毒灭菌和溶解有机质的作用。

3. 髓室钙化物的去除　对于髓室缩小及钙化的患牙,髓角通常不存在。可用超声去除钙化的髓室内容物,开放根管口。

4. 去除根管内钙化物　超声根管锉具有高能量的超声振荡功能,能有效地去除根管内的钙化物。采用超声工作尖去除钙化物时,操作时必须密切注意超声根管锉进入根管的方向及深度,以避免根管壁的侧穿。要充分暴露髓腔,形成直线入口,通过工作尖振荡去除钙化物。钙化物下段根管一般用小号手动或机动根管锉进行预备,以达到根管畅通。

5. 去除牙胶　选择探针型或者标准预防型工作尖,使用中到高强度频率及大量冲洗,去除髓室内及根管上段牙胶充填物,这也将有助于根管口定位及根管内解剖形态的确认。

6. 去除根管内桩　超声工作尖使用中到高强度频率至少去除围绕根管内桩周围的粘接修复材料至根管口,当根管内桩的周围创造出足够的空间时,则将功率调至最大,并让振动的工作尖尖端接触暴露的根管内桩的末端,获得松动度后,去除根管内桩,超声工作尖工作过程中需进行大量冲洗。

7. 取分离器械　使用 GG 钻建立台阶状平台后,超声工作尖置于折断器械与牙本质壁之间低功率运动,一般先在折断器械的一侧局部运动,若无法使折断器械松动弹出,则以逆时针方向围绕折断器械轻轻移动,逐步暴露其冠方末端,使得折断器械解旋,松动脱出,可以用于大部分具有顺时针切削特性的旋转器械的取出;如果折断器械为逆时针切削的设计,则采用顺时针旋转振动的方式。整个超声工作过程要保持根管干燥,并用平行的气流冲掉牙本质碎屑。若能暴露折断器械长度的 1/3,一般可以将其取出。

8. 显微根尖外科手术超声预备根尖倒充填窝洞　显微根尖外科手术中,切除根尖约 3mm 后,使用窝洞预备超声工作尖,中到高强度频率及大量生理盐水冲洗,沿牙根长轴方向,间断性去除根管内牙胶、糊剂、金属等充填物以及感染牙本质壁。

【注意事项】

1. 超声锉根管内荡洗时注意锉尖尽量不接触管壁。

2. 超声倒预备工作尖在高频率运动时有一定的侵袭性,可能在切断的根尖表面产生裂纹,因此使用时需沿牙根长轴方向并间断性去除根管内充填物。

3. 超声工作尖可能导致金属与陶瓷界面的分层或是陶瓷材料的折裂,应尽量避免直接与金属烤瓷冠的部件接触。

4. 超声取出断械时的整个过程要保持根管干燥,并用平行的气流冲掉牙本质碎屑。并密切注意超声工作尖进入的方向及深度,以避免根管壁的侧穿。同时间断操作,避免产热过高损伤牙周膜组织。

四十七、微波治疗技术

【概述】

微波治疗技术是一种利用微波生物组织的热效应清除根管内感染微生物的根管清洁辅助技术,有助于提高根管治疗成功率。

【适应证】

根管预备完成后的根管。

【禁忌证】

1. 装有心脏起搏器的患者;

2. 戴金属义齿的患者;

3. 出血倾向的患者;

4. 严重局部水肿及全身性感染疾病的患者;

5. 治疗部位有严重血液循环障碍,感温迟钝或丧失者慎用;

6. 妊娠期妇女及 3 岁以下儿童慎用;

7. 高热患者及糖尿病患者慎用。

【材料及器械选择】

微波治疗仪、橡皮障、棉卷、纸尖、冲洗针、次氯酸钠冲洗液、生理盐水。

【操作步骤】

1. 说明微波治疗的注意事项,以取得患者的合作。

2. 患者仰卧,以能直视或从口镜中看见患牙根管口为宜。

3. 橡皮障或棉卷隔离患牙,次氯酸钠及生理盐水交替冲洗根管,纸尖干燥根管。

4. 选择合适的探针,插入距根尖 2~4mm 处,设置功率选择 30W,时间 3~5秒,开启仪器。若有必要可重复一次。

【注意事项】

1. 严禁照射眼睛、大脑、睾丸和孕妇腹部,避免辐射损伤;

2. 应用微波探针时一定要拭干根管;

3. 选用合适的探针到达距根尖 2~4mm 处;

4. 微波辐射时有轻微的灼热痛,要注意微波功率设置在患者可接受范围内,若辐射时间过长或功率过大,可能导致根管内壁牙本质破坏。

(黄定明　宋东哲)

四十八、残障人士口腔治疗

残疾是指因各种原因造成的身心功能障碍,不同程度地丧失正常生活、工作和学习的一种状态;残疾人是指那些因为身体、精神或情绪的问题导致日常生活活动受限的人。残疾人分为视力残疾、听力残疾、言语残疾、肢体残疾、智力残疾、精神残疾、多重残疾和其他残疾。

随着科学的进展、社会的发展,人类医疗水平的提高和较高的生命成活率,伴随人的预期寿命的增加和社会老年化的同时,在生活中获得一种慢性残疾或严重残疾的人数也必将有所增加。对这部分群体的关注,特别是对他们医疗卫生、健康生活的关注,也越来越受到重视,其口腔的问题也日益被突显出来。一个国家残疾人的口腔健康状况更加明显地反映出其社会文明程度。残疾人的口腔问题很少被人注意,但是残疾人的口腔医疗或护理的需求却很大。

(一)患病与治疗特点

残障人员均属于特殊卫生保健需求个体(special health care needs,SHCN),是口腔疾病的高危人群,特别是许多 SHCN 儿童由于无法配合口腔治疗,导致治疗一再延误,引起口腔疾病的发展。同时,一些口腔医师因为 SHCN 儿童不能合作而不愿耐心配合,对治疗缺乏信心导致治疗失败。对于 SHCN 儿童,医师必须花较多的时间与患儿及其父母沟通并建立和谐的氛围,消除儿童的焦虑感。如果无法获得患儿的合作,口腔医师必须考虑其他方法来保证实施必要的口腔治疗操作,如保护性固定措施、清醒意识下镇静镇痛方法,或者全麻下口腔治疗技术等。

1. 部分残疾患者的自我表达能力受限,致使病情不能及时发现,甚至延误了治疗时机。例如在对脑瘫、偏瘫失语的患者、高位截瘫患者治疗时常发现口内同时存在多个牙体病变。

2. 与健全人比较,有些临床体征不典型,通过客观检查及测试有时得不出明确的诊断。

3. 口腔疾病不危及生命,残疾人士对口腔疾病的治疗不够重视,残疾人士牙病治疗比较困难,尤其是精神残疾和智力残疾的患者,由于他们不能与口腔医务人员合作而使治疗过程更加复杂化。

4. 一般医疗机构不太重视残疾人口腔医疗,口腔治疗的程序也较为复杂,医师接诊残疾患者也较普通患者需要花费更多的时间进行沟通,这样的口腔患者并不受欢迎。

因此对残疾患者的口腔检查及治疗要比对健全人更耐心、更仔细,需要全面细致、有计划、有针对性地进行。

（二）治疗前准备

1. 术前检查　详细询问病史及全身健康情况,制订完整的治疗计划是治疗成功与有序进行的关键。

（1）详细询问病史:有条件应使用标准问卷,以获得准确、全面的信息。重点关注以下几方面的问题。

1）是否存在影响口腔治疗计划的其他全身问题;

2）是否使用影响口腔治疗的药物,包括过去的药物使用情况;

3）是否有传染性病史,以及其他全身疾病。

（2）全身检查:检查或观察全身健康情况,了解是否存在可能影响口腔治疗操作的情况,对不同残疾类型的患者进行有针对性的接待。对残疾儿童进行全身检查尤为重要,能提供许多重要信息,一般外观的评估就有助于判定他们的健康状况,孩子的言行举止对评估其对口腔治疗的合作能力很重要。

（3）口腔疾病检查:针对患者主诉,对口腔疾病进行详细检查,有必要时辅助 X 线片检查,清楚认识患者口腔疾病,提出明确诊断,制订出详细的治疗计划。

2. 治疗评估

（1）全身因素:口腔治疗只有在全身状况能够承受的患者中进行,无论是残障人士还是健康人员,可能影响口腔治疗的全身因素主要有:

1）系统性疾病:包括心血管疾病、血液性疾病、呼吸系统疾病、肾功能不全或衰竭、免疫系统疾病、糖尿病、精神障碍性疾病、乙型肝炎、获得性免疫缺陷综合征（AIDS）等传染性疾病;

2）麻醉剂问题:麻醉剂过敏,无良好麻醉效果,血管收缩剂导致血压急剧升高等也可能影响患者进行口腔治疗;

3）生理状态:妊娠期女性患者等;

4）牙科恐惧症等。

而过高血压（收缩压高于 26.67kPa 或者舒张压高于 15.33kPa）、心律失常、不稳定性心绞痛、6个月内发生过心肌梗死或脑卒中以及严重的心血管疾病等,是口腔治疗的禁忌证。

(2)局部因素:口腔局部因素直接影响治疗操作能否顺利进行及治疗效果,影响口腔治疗的局部因素主要包括:

1)张口度:口腔治疗在患者的口内进行,需要患者有足够的张口度。正常人张口度为3指,约4.5cm。张口受限影响口腔治疗,对后牙治疗的影响程度大于前牙。

2)唾液因素:唾液分泌过多,会影响术区的隔湿,增加治疗的时间和难度。

3)咽反射:口腔内的治疗操作易引发患者的咽反射,影响治疗的进行。特别是智障患者敏感性较高,口腔治疗时,术者的操作会引起患者的反射性恶心,影响操作的继续进行。

在进行口腔疾病治疗前应与患者充分交流沟通,测试分析以上口腔局部因素的状况,为后续治疗的顺利进行提供保障。

(3)残障程度:通过了解患者的残疾程度、智障情况、神经肌肉缺陷程度、认知情况等。正确评估患者的智障程度,与患者沟通,掌握患者的状况,对相应的残疾问题的功能水平进行评估,以确定患者是否能够耐受相应的口腔治疗,判定病员对口腔治疗的配合程度等。对那些行为控制不佳者,是否需要使用药物镇静或物理限制等措施有一个提前的预判,以确保口腔治疗的顺利进行。

3. 器材准备 残障人士与普通病员口腔疾病发病及治疗方法类似,应准备临床各专业常用的设备、器械、药品及耗材等。对于特殊的残疾人士,还需准备一些特殊器材,如病员安全固定设备、橡皮障、橡塑材质开口器等特殊的开口器,笑气-氧气镇静镇痛设备、全麻治疗技术等相应的急救设备。有条件的单位可准备专为残障人士准备的残障口腔科综合治疗椅。

4. 心理准备 很多残疾人员因为口腔科畏惧,尽量回避口腔治疗,口腔医务人员应帮助患者,特别是残疾患儿及家长克服恐惧心理,以利进行有效的口腔治疗,并帮助患者建立正确的口腔疾病防病治病的意识,提高正确认识。

5. 良好沟通 对残疾人的治疗需要充分沟通,告诉被治疗者及其监护人病情、治疗情况、流程、注意事项、时间、治疗的效果,以及需要配合的事项,以获取有效的理解与配合。特别对残疾儿童进行治疗前,医师需要和家长有足够的时间进行交流。通过这一过程,使患儿建立起对口腔治疗的兴趣,有利于治疗的过程,也有利于节约治疗时间。

6. 预约就诊　残疾患者的口腔治疗建议使用预约治疗就诊方式,有与患者长期居住的家属陪同,可以为医师提供患者更多的基础疾病治疗情况和生活习惯,有利于治疗,也便于医师安排时间、准备相应器材,精心为残疾患者服务。

7. 知情同意　明确患者的法定监护人,与被治疗者及其监护人充分沟通,取得他们的同意并签定相应的知情同意书。规避相应的责任,也是医患双方所必须理解与严格执行的。

（三）治疗规程

对残疾患者口腔疾患的治疗,也有相应特点,并要遵循以下原则:

1. 明确主诉,解决患者的首要问题。

2. 严格掌握适应证和禁忌证。在某些口腔疾患治疗的适应证和禁忌证的掌握上,对残疾人要比对健全人更加严格。

3. 口腔治疗以简单、快捷、有效,先易后难为原则。

4. 尽量缩短患者的就医等待时间和治疗时间。

5. 尽量防范并发症的发生,减少患者到医院复诊往返的次数。

6. 特殊体位与防护　除聋哑和精神伤残者外,多数肢体残疾和视力残疾患者在治疗时行走不便,甚至有些高位截瘫患者只能卧床或在轮椅上完成治疗,就诊时要主动给予协助,必要的搀扶甚至要将他们抬抱到治疗椅位上;有些必须坐在轮椅上进行治疗的患者,要为他们选好位置,注意照明的角度,患者漱口及医护人员取换器械的方便。特别是在调整患者的椅位时,应与患者沟通,尽量满足残疾病员的需要。

7. 心理辅助治疗　许多疾病的治疗成功与否,除了取决于对症的治疗手段外,还与患者的心理状态有着密切的关系,对残疾人尤其如此。在就诊过程中,医护人员的亲近、理解和同情有时可明显减轻病痛带给残疾患者的痛苦,获得较好的医疗配合。

8. 特殊保护措施　对于配合度低的患者,如精神残疾或智力残疾患者,常需要家人的协助。必要时采取固定措施、局部麻醉,甚至全身麻醉的方法来完成治疗。

9. 防止意外事故　有些残疾患者在智力、反应的敏捷程度,与医师的配合程度上均不如健全人,在治疗过程中可能出现诸如根管锉、扩大针误吞、拔牙手术时的滑挺、术后的牙槽窝出血感染,治疗器械、松动义齿的误吞误咽以及龋洞制备中的钻头飞针等情况。在治疗时要有可靠的防范措施,防止意外事故发生。

10. 术中护理　良好的护理至关重要,熟练的技术、与医师的配合与协调、合理的四手操作,是快速完成治疗的基础。温柔的语言、轻柔的动作是安抚病员、稳定情绪、减少恐惧与配合治疗的良药。

11. 术后护理　治疗后的注意事项,在手术前与手术后均应反复强调,如必要应该以书面形式加以告知。交流与沟通是关键,根据患者的接受程度和心理承受能力及态度,强调手术后的护理。大多数的手术护理是在家由患者本人或家人完成,要让患者或家人知道可能出现的并发症和处理方法,应明确在什么情况要到医院找医师复诊处理。医务人员高超的技术、细心的治疗可以减少并发症的发生,同时也要让患者和家属明白良好的医患配合也能减低并发症发生的道理。

12. 遵守相应口腔疾病治疗的技术与规范要求。

(万呼春)

第十章

牙体牙髓病治疗难度评估标准

一、龋病治疗难度评估标准

四川大学华西口腔医院牙体牙髓科根据龋病防治中的难度因素,制订了龋病治疗难度评估标准,提供客观的术前疗效预测,有利于医患沟通,并指导龋病的临床诊治、临床转诊,提高龋病治疗质量及远期疗效。

（一）全身因素评估

由于龋病的充填治疗是牙体手术的介入过程,因此只有全身状况能够承受的患者才会进入后续的评估和治疗。影响龋病治疗的全身因素有以下4种。

1. 系统性疾病　包括心血管疾病、血液性疾病、呼吸系统疾病、肾功能不全或衰竭、免疫系统疾病、糖尿病、精神障碍性疾病、乙型肝炎、获得性免疫缺陷综合征（acquired immunodeficiency syndrome, AIDS）等传染性疾病。

2. 麻醉剂问题　麻醉剂过敏,无良好麻醉效果,血管收缩剂导致血压急剧升高等也可能影响患者进行龋病治疗。

3. 生理状态　妊娠期女性患者等。

4. 牙科恐惧症。

（二）龋病治疗难度评估标准

龋病治疗难度评估从龋损因素、技术因素、充填修复史和附加因素等4个方面对龋损治疗的难度进行评分（1~3分）,综合预防管理难度,将病例难度分为Ⅰ、Ⅱ、Ⅲ级,接诊医师也按技术熟练程度和经验水平分为A、B、C三级。

（三）评分标准

1. 龋损因素

（1）根据累及牙面及部位

1级难度：Ⅰ、Ⅴ类洞；

2 级难度:Ⅱ、Ⅲ、Ⅳ、Ⅴ类洞及根面龋;

3 级难度:后牙远中邻面龈方 1/3 洞、磨耗牙、牙尖缺损、严重缺损的残冠、根面龋(累及 2 个面以上)、猛性龋。

(2) 根据龋损深度

1 级:浅龋或中龋;

2 级:深龋;

3 级:年轻恒牙深龋。

2. 技术因素

1 级:龋病微创修复技术,包括 ART 修复、预防性充填、玻璃离子过渡性修复、釉质成形术、微打磨术、再矿化技术等;

2 级:前牙复合树脂直接修复技术;

3 级:前牙美容修复和后牙嵌体修复等。

3. 充填修复史及充填失败史因素

1 级:患牙有充填修复史,但龋坏未累及旧修复体;

2 级:龋坏累及旧修复体或旧修复体首次折裂;

3 级:患牙的旧修复体脱落 2 次或 2 次以上。

4. 附加因素(表 10-1)

表 10-1　附加因素难度分级

难度分级	1 级	2 级	3 级
张口度	3 指宽	2 指宽	小于 2 指宽
咽反射	无	有	强烈
唾液分泌量	正常	较多	非常多
牙科恐惧症	无	有	有

5. 龋病预防管理难度　根据龋病风险评估,可将患者分为:

1 级:低危人群;

2 级:中危人群;

3 级:高危人群。

(四) 难度分级

Ⅰ级:术前评估显示病例难度小,其所有难度评分均为 1 级难度,转诊至 A 级医师。

Ⅱ级：术前评估显示病例难度较大，难度评分中有 1 个 2 级难度，转诊至 B 级医师。

Ⅲ级：术前评估显示病例难度特别大，难度评分中有至少 2 个 2 级难度或有至少 1 个 3 级难度，转诊至 C 级医师。

（五）接诊医师

A 级：全科医师；

B 级：一级专科医师（牙体牙髓专科医师）；

C 级：二级专科医师（牙体修复美容专科医师及龋病临床专家）。

四川大学华西口腔医院龋病防治难度评估表见表 10-2。

表 10-2　龋病防治难度评估表

患者信息

姓名：　　　　　　　　　　　　　　地址：

联系电话：　　　　　　　　　　　　临床诊断：

龋病防治难度评估表使用指南

四川大学华西口腔医院制订了龋病防治难度评估表，该评估表根据龋病的治疗难度及管理难度因素，将病例难度分为Ⅰ、Ⅱ、Ⅲ级，接诊医师也按技术熟练程度分为 A、B、C 级，以指导龋病的临床诊治、临床转诊，提供客观的术前疗效预测，利于医患沟通，并提高龋病治疗质量及远期疗效

难度等级

Ⅰ级　术前评估显示病例难度小，其所有难度因素符合龋病防治难度评估表的 1 级难度，低年资医师便能够胜任该难度病例的诊治

Ⅱ级　术前评估显示病例难度较大，有一个难度因素符合龋病防治难度评估表的 2 级难度，即使有经验的医师诊治此类病例也面临挑战

Ⅲ级　术前评估显示病例难度特别大，有 2 个及以上难度因素符合龋病防治难度评估表的 2 级难度，或一个难度因素符合评估表的 3 级难度，若想达到理想治疗效果，即使最有经验的医师也面临挑战

临床转诊

A　全科医师　Ⅰ级难度转至

B　一级专科医师（牙体牙髓专科医师）　Ⅱ级难度转至

C　二级专科医师（牙体修复美容专科医师及龋病临床专家）　Ⅲ级难度转至

续表

难度分级	1 级	2 级	3 级
A. 治疗难度		1. 龋损因素	
累及牙面及部位	Ⅰ类洞 Ⅴ类洞	Ⅱ类洞 Ⅲ类洞 Ⅳ类洞 Ⅵ类洞 根面龋（累及唇颊面）	后牙远中邻面龈方 1/3 洞 磨耗牙 牙尖缺损 严重缺损的残冠 根面龋（累及 2 个面以上） 猛性龋
龋损深度	浅龋 中龋	深龋	年轻恒牙深龋病
		2. 技术因素	
技术类型	后牙直接修复：后牙复合树脂修复、后牙银汞合金修复 龋病微创修复技术：ART 修复、预防性充填、玻璃离子过渡性修复、釉质成形术、微打磨术	前牙复合树脂修复	前牙美容修复：前牙无创美容修复、前牙微创复合树脂分层修复、前牙微创 CAD/CAM 瓷贴面修复 后牙嵌体修复：复合树脂嵌体、CAD/CAM 瓷嵌体修复
		3. 充填修复史	
充填修复史及充填失败史	患牙有充填修复史，但龋坏未累及旧修复体	龋坏累及旧修复体或旧修复体首次折裂	患牙的旧修复体脱落 2 次或 2 次以上
		4. 附加因素	
张口度	3 指宽	2 指宽	2 指宽以下
咽反射 *	无	有	强烈
唾液分泌量 *	正常	较多	非常多
牙科恐惧症	无	有	
		B. 预防管理难度	
龋病风险难度分级 *	低危人群	中危人群	高危人群

总体评估：Ⅰ级　　　　Ⅱ级　　　　Ⅲ级
转诊建议：A　　　　　B　　　　　C
医师签名　　　　　　　　　　　　　　　　时间

* 咽反射：无，在无特殊辅助下也能完成龋病治疗的患者；有，患者咽反射较明显，但在特殊辅助下（如橡皮障等）能顺利完成龋病治疗；强烈，患者咽反射很强烈，在特殊辅助下完成龋病的治疗也较困难

* 唾液分泌量：正常，纱球隔湿下可顺利完成；较多，纱球隔湿有难度，需要四手操作配合完成；非常多，必须安置橡皮障隔湿

* 龋病风险难度分级：根据龋病风险评估模型分级，分为低危、中危、高危人群

（程　磊）

二、根管治疗难度评估标准

根管治疗术是治疗牙髓病及根尖周病最有效的方法之一。牙体及髓腔解剖结构是根管治疗的基础,其复杂性和多样性极大地增加了根管治疗的操作难度和技术要求,严峻地挑战根管治疗的疗效。因此,全面了解根管系统解剖形态是根管治疗成功的前提,而建立根管治疗难度评估系统,制订具体的评估标准,治疗前对患牙进行难度评估和效果预测则是提高疗效的关键。

华西口腔医院牙体牙髓病科在国内率先制订了根管治疗难度评估系统,指导临床提高根管治疗疗效和疑难病例转诊。根管治疗难度相关的危险因素主要包括以下方面。

1. 患者一般情况

(1) 全身病史、麻醉史:全身系统性疾病将影响根管治疗的疗程和效果,如心脑血管疾病、出血性疾病、糖尿病、妇女妊娠、药物过敏史等。参考美国麻醉医师协会(ASA)根据患者全身生理状态来评估医疗风险及指导临床治疗的标准应用于口腔疾病治疗领域,将患者身体状况分为 6 级,ASA Ⅰ 级为患者身体健康;ASA Ⅱ 级为患者患有轻度系统性疾病,没有实质性的功能限制;ASA Ⅲ～Ⅴ级为患者患有严重的系统性疾病,甚至危及生命;ASA Ⅵ级为患者宣布脑死亡,其器官将用于捐赠。根管治疗前,医师应详细询问全身系统病史,评估其严重程度,判断对根管治疗可能的影响度。对于病情严重者(ASA 级 Ⅲ～Ⅴ),口腔专科医师需与内科医师共同制订诊疗方案;必要时应暂缓根管治疗,先治疗全身疾病。

此外,临床医师在根管治疗前需详细询问患者是否使用过麻醉药;是否出现不良反应,如麻醉药品过敏;血压突然升高等。评估根管治疗在行无痛治疗时是否使用麻醉剂以及麻醉剂的种类、剂量和给药方式。

(2) 口腔基本状况:患者口腔的局部情况也会直接或间接影响根管治疗的进行。张口度、咽反射、牙齿排列位置、咬合关系、诊断不明确、患有其他口腔疾病或牙科恐惧症等,均可能导致根管治疗难度增大,降低根管治疗疗效。

2. 患牙情况　根管解剖系统的复杂性直接决定根管治疗的难易程度以及根管治疗的效果,根管解剖越复杂,则治疗难度越大,疗效也越不确定。根管治疗难度与牙齿类型、牙齿位置、根管弯曲度、根管钙化度、根管数目和根管治疗史等因素有关。因此了解评估牙齿及根管系统的解剖结构是根管治疗难度评估系统的重要内容。

（1）牙位、萌出情况：牙齿所处的解剖部位，直接关系到治疗方案的选择、医师的操作难度、器械到达度和患者配合度。对于萌出位置正常的患牙，前牙视野直观且器械容易到达，治疗难度相对较低。而后牙受张口度和视野的影响，特别是上颌第一磨牙近中颊根第二根管，第二、第三磨牙近颊根管及下颌磨牙的近中根管，根管预备和根管充填难度增大。对于颊舌侧错位萌出的患牙，若牙体长轴未发生明显倾斜，对治疗影响不大。对旋转错位，颊舌向近远中向倾斜错位的患牙，特别是上颌颊向倾斜萌出和下颌颊舌向倾斜萌出的磨牙，治疗难度将明显加大。

（2）牙冠情况：在难度评估时，我们需注意患牙牙冠的情况，评估患牙的牙冠形态是否正常，冠、根长轴是否一致。此外，还需注意患牙是否存在冠修复或桩核修复体等。对于存在冠修复或桩核修复体的患牙，需去除原有修复体后再评估患牙情况，进而建立进入根管系统的通道。

（3）根管数目：从技术角度来说，一个牙根的根管数目越少，根管管径越大，越容易操作，疗效也越好；反之操作越难，失败率也相应增加。从临床实践角度来说，根管治疗失败的原因多来自于根管的遗漏。中国人群下颌恒切牙双根管率达 33% 以上；上颌第一磨牙近颊根 2 个或 2 个以上根管占 68% 以上；下颌磨牙近中根一般为 2 个根管；但对于远中根，若远中舌根管位于单独的远中舌牙根内，则该根管的根管口严重偏向舌侧，且根管极度弯曲细小，临床治疗难度极大，国人远舌根发生率为 27%。C 形根管，好发于下颌第二磨牙，由于其类型复杂，侧副根管、管间交通支及根尖三角的发生率较高，容易造成遗漏根管或根管充填三维不完善，被认为是对临床医师的一项挑战，也成为影响根管治疗的重要解剖因素。我国人群中下颌第二磨牙 C 形根管发生率很高，为 15.8%~45.5%。因此根管数目的确定是临床中一项复杂的工作，与治疗难度直接相关。

（4）根管弯曲度：根管弯曲度目前被所有根管治疗难度评估系统列为主要因素。对于弯曲的根管，治疗失败的原因或难点在于弹性不佳的根管器械在根管预备过程中会产生台阶、侧穿、根尖拉开和偏移等，造成根管清理不彻底，根管充填密封不良而最终导致根管治疗失败。根尖段开始急弯根管比根管中段开始缓慢弯曲的根管治疗难度更大，S 形弯曲比 J 形弯曲根管治疗难度大。上颌第一磨牙 MB_2 和下颌第一磨牙远中舌根管通常较细小，弯曲度大，治疗难度较大。

临床 X 线片检查只能反映根管的近远中向弯曲，不能反映根管的颊舌向弯曲情况及其他弯曲方向,单纯通过 X 线片可能会低估根管治疗难度。近年来随着 CBCT 在临床的广泛使用,通过 CBCT 对根管影像的三维重建,结合根管预备器械探查,医师可以更加客观直接地分析根管弯曲情况。

(5) 牙齿长度:牙齿长度决定根管治疗时根管器械和材料的操作长度,由于根管治疗器械是以正常范围的牙齿长度作为参考标准,因此牙齿过长或过短都会增加治疗操作的难度。随着年龄的增长,牙齿出现生理性的磨损,或咬合关系异常造成牙齿病理性磨耗,都会使牙齿长度减小,而根尖段牙骨质沉积增加。因此,在确定牙齿长度时,必须考虑患者的年龄因素和其他口腔疾病。在确定根管操作长度时,应结合患牙正常的根管长度范围、根管长度电测值、X线片示踪法结果及临床经验进行综合评估。

(6) 根尖孔直径:根尖孔直径会影响根管操作。根尖孔未发育完成的年轻恒牙或因慢性根尖周炎、外伤造成根尖严重吸收、生理根尖孔被破坏的患牙,根管内感染物难以彻底去除,无法形成根尖基台,根管器械易超出根尖孔,损伤根尖周组织。根管充填时,影响根尖孔封闭的严密性,也可造成充填材料超出根尖孔,增加根管治疗难度和疗程。

(7) 根管通畅度:年龄变化或牙髓及牙周疾病均可使根管出现生理性或病理性钙化,髓室体积、根管直径变小,根尖孔封闭,根管不通畅,根管治疗困难。根管通畅度主要通过 X 线片,结合根管预备器械探查评估。根管钙化本身不会直接造成治疗失败,反而是间接因素如对根管清理预备等感染清除情况决定了其预后。

(8) 医源性因素:穿孔、台阶、器械分离和根管根尖段偏移是较常见的医源性并发症。目前针对这些并发症的处理如侧穿和底穿的修补、分离器械的取出等,都需要更多的临床经验和对解剖的掌握度,以及相应的特殊设备、器械和技术,治疗过程更加复杂化,治疗难度明显增加。

3. 其他情况　需关注患牙有无外伤史,有无冠折、根折、冠根折及牙根纵折,牙髓有无治疗史,根管内有无异物等。由于牙髓根管系统与牙周组织特殊的解剖关系和相互间的紧密联系,确定治疗方案时,必须了解牙周情况,是否存在牙周出血,牙齿松动,牙槽骨吸收,牙周组织附着丧失,根分叉病变等牙周组织病变。

X 线片检查是了解牙体和根管系统的重要方法。在设计治疗方案之前,必须先进行 X 线片诊断,初步了解患牙的相关情况。但 X 线片存在着将三维解剖结构压缩为二维图像、周围解剖结构干扰以及几何形态失真等局限性。

单纯通过 X 线片有时可能会低估根管治疗难度,因此对于疑难的患牙,临床医师还需要借助 CBCT 提供的三维影像信息,进一步了解患牙情况,如其与相邻组织(如上颌窦、下牙槽神经管)的解剖关系,髓腔形态、根管的数量和形态、钙化程度;是否有牙根内(外)吸收、根尖吸收、牙根纵裂等,以正确评估患牙根管治疗的难度,选择合适的治疗方案。

四川大学华西口腔医院牙体牙髓科根据上述危险因素,结合我国牙髓根尖周疾病治疗的现状、国人成年恒牙根管解剖特点以及临床经验,初步制订了根管治疗难度系数临床评价标准,于 2004 年发表在华西口腔医学杂志。随着该标准在临床中的试用和多年来的探索、完善、修订,制订了较完善的适合国情国人的根管治疗难度评估标准(表 10-2,表 10-3)。该标准包括患者一般情况、患牙情况和其他情况三个部分,涉及 18 项危险因素,每项危险因素分为 1、2、3 三个等级,若所有因素均为 1 级则治疗难度 Ⅰ 度;有一个为 2 级则治疗难度 Ⅱ 度;有 2 个或以上为 2 级或有一个为 3 级则治疗难度 Ⅲ 度;如果有 2 个或以上为 3 级则治疗难度 Ⅳ 度。

表 10-3 根管治疗难度评估标准

标准	1 级难度	2 级难度	3 级难度
		A 患者一般情况	
1. 全身病史	□ 全身健康(ASA Ⅰ 级)※	□ 全身疾病基本控制 □ ASA Ⅱ 级	□ 需内科医师共同制订诊疗方案 □ ASA Ⅲ ~ Ⅴ 级 □ 妊娠哺乳期妇女 □ 麻药使用困难
2. 张口度	□ 牙间距成人 3 指宽	□ 牙间距成人 2 指宽	□ 牙间距成人 1 指宽
3. 咽反射 / 牙科恐惧症	□ 无 / 合作	□ 偶尔 / 焦虑但合作	□ 严重 / 不合作
4. 橡皮障安装	□ 患牙不需处理	□ 患牙简单处理	□ 患牙复杂处理
5. 诊断	□ 临床症状典型,诊断明确 □ X 线片信息采集容易 □ 急性牙髓炎、慢性牙髓炎	□ 常见症状和体征可完成鉴别诊断 □ 获得 X 线片信息中度困难,如口底深、腭顶窄而浅 □ 急性根尖周炎、牙髓坏死	□ 症状体征复杂,诊断困难 □ 获得 X 线片信息极度困难,影像重叠严重 □ 慢性根尖周炎

标准	1 级难度	2 级难度	3 级难度
		B　牙齿情况	
6. 牙齿在牙弓上位置	☐ 前牙或前磨牙	☐ 第一磨牙	☐ 第二、第三磨牙
7. 牙齿错位	☐ 萌出位置正 ☐ 轻度倾斜（<10°） ☐ 轻度旋转（<10°）	☐ 中度倾斜（10°~30°） ☐ 中度旋转（10°~30°）	☐ 重度倾斜（>30°） ☐ 重度旋转（>30°）
8. 牙冠牙根形态	☐ 牙冠形态正常 ☐ 冠根长轴一致	☐ 过大牙或过小牙 ☐ 牙冠、根中度变异 ☐ 牙冠严重缺损	☐ 融合牙或牙内陷 ☐ 牙冠、根长轴不一致 ☐ 牙冠牙色充填体或修复体覆盖
9. 开髓	☐ 正常开髓	☐ 无根管桩 ☐ 髓室银汞合金核	☐ 金属烤瓷冠、金属冠烤瓷冠 ☐ 髓室内树脂核 ☐ 根管桩、铸造桩核
10. 根管及牙根形态	☐ 根管弯曲呈 I 形 ☐ 弯曲度 <10° ☐ 前牙或前磨牙有 1 个根管 ☐ 牙长度 15~25mm	☐ 根管弯曲呈 J 形 ☐ 中度弯曲（10°~30°） ☐ 前牙或前磨牙 2 根管 ☐ 磨牙≤3 个根管 ☐ 已开始但未完成根管治疗的患牙 ☐ 牙长度 25~30mm	☐ 根管弯曲 C/S 形 ☐ C 形根管系统 ☐ 极度弯曲≥30° ☐ 前磨牙有 3 个根管 ☐ 磨牙根管 >3 个 ☐ 根管在根中、根尖段分支 ☐ 牙长度≥30mm
11. 根尖孔形态	☐ 根尖孔发育完成，直径≤0.30mm	☐ 直径 0.3~0.4mm，形态不规整	☐ 根尖孔未发育完成 ☐ 直径≥0.4mm，且形态不规整
12. 根管钙化	☐ 根管清晰可见 ☐ 15#K 锉可通畅到达生理性根尖孔	☐ 髓室根管可见，但体积明显减少，形态不规整 ☐ 髓室位于中央 ☐ 10#K 锉可到达生理性根尖孔	☐ 髓室根管几乎无法看到 ☐ 根管完全钙化，牙片无法看见 ☐ 髓室位于根管口上方 ☐ 8#K 锉难达生理性根尖孔或不能伸入到位
13. 牙吸收	☐ 无吸收	☐ 轻微根尖吸收，根尖孔形态未破坏	☐ 广泛根尖吸收 ☐ 根管内吸收 ☐ 根管外吸收

标准	1 级难度	2 级难度	3 级难度
14. 医源性因素	☐ 无	☐ 位于牙龈上方的髓室壁穿孔 ☐ 牙槽嵴上方的根管侧穿孔	☐ 器械分离 ☐ 台阶 ☐ 根管根尖段偏移 ☐ 髓室底穿孔 ☐ 牙槽骨内根管穿孔

C 其他情况

标准	1 级难度	2 级难度	3 级难度
15. 根管再治疗史	☐ 无根管治疗史	☐ 已开髓但无并发症	☐ 已开髓且伴并发症,包括穿孔、未疏通根管、台阶、分离器械 ☐ 有外科或非外科牙髓治疗史
16. 牙外伤史	☐ 单纯冠折 ☐ 根尖段根折 ☐ 牙震荡	☐ 恒牙冠根联合折 ☐ 根中段根折 ☐ 牙不全脱位 ☐ 牙槽骨折	☐ 年轻恒牙冠根联合折 ☐ 根颈段根折 ☐ 牙脱位 ☐ 牙移位
17. 牙周 - 牙髓联合情况	☐ 无或轻度牙周病	☐ 合并中度牙周病	☐ 牙松动 / 牙周袋 / 穿孔 / 牙隐裂 ☐ 根分叉病变 ☐ 牙周 - 牙髓联合病损 ☐ 需牙根切除或牙半切
18. CBCT 评估	☐ 无根管峡部 ☐ 下颌后牙牙根尖离下牙槽神经管距离较远 ☐ 上颌后牙距离上颌窦底距离较远	☐ 无根管峡部 ☐ 下颌后牙牙根尖离下牙槽神经管 3mm ☐ 上颌后牙根尖离上颌窦底距离 3mm	☐ 存在根管峡部 ☐ 下颌后牙牙根尖接近或接触下牙槽神经管 ☐ 上颌后牙根尖接近或接触上颌窦底距离

是否需要转诊　　　　是☐　　　　否☐
转诊原因说明:

医师:　　　　　　　　时间:

※ASA 分级说明:
Ⅰ级:患者的心、肺、肝、肾和中枢神经系统,功能正常,发育、营养良好,能耐受麻醉和手术;
Ⅱ级:患者的心、肺、肝、肾等实质器官虽然有轻度病变,但代偿健全,对一般麻醉和手术的耐受仍无大碍;
Ⅲ级:患者的心、肺、肝、肾等实质器官病变严重,功能受损,虽在代偿范围内,但对实行麻醉和手术仍有顾虑;
Ⅳ级:患者的心、肺、肝、肾等实质器官病变严重,功能代偿不全,威胁生命安全,实行麻醉和手术均有危险;
Ⅴ级:患者病情危重,随时有死亡的威胁,麻醉和手术异常危险。如系急诊手术,则在评定级后加E,以资区别难度系数为Ⅰ度时,可由本科实习生,刚进入牙体牙髓专科培训的规培生、研究生胜任治疗。难度系数为Ⅱ度时,应由具有丰富临床经验的医师或硕士2年级以上的牙体牙髓专科研究生或高年资口腔内科规培生在专科医师的指导下进行诊治。难度系数为Ⅲ度或Ⅳ度时,应转诊至牙体牙髓专科医师或高年级的牙体牙髓专科研究生、专科规培生进行诊治。

完善的根管治疗难度评估标准,对于医师在制定诊治方案,评估疗效,与患者进行有效的沟通,以及减少医疗纠纷都有重要的指导作用。同时该评估标准可成为临床疑难病例的转诊依据,为建立完善的牙髓病及根尖周病的根管治疗转诊制度提供临床依据。

(黄定明)

三、根尖外科手术难度评估

显微根尖外科手术是对根管治疗或再治疗失败的牙髓-根尖周病例采用手术方法去除病灶,促进病变愈合的一种新方法。国内外越来越多的牙髓病专科医师开展此技术,但这一技术目前尚缺乏系统的难度评估标准。建立显微根尖外科手术难度评估标准,在治疗前对患牙进行全面而系统的手术操作难度评估和预后评估,不仅有利于医患沟通、加强患者对手术风险及治疗效果的全面了解,而且有助于手术方案的制订和术中风险的规避。

显微根尖外科手术的难度评估因素共17个,其中系统因素包括系统性疾病、过敏史、年龄、依从性和受教育程度等;局部因素包括张口度、牙位、患牙数目、牙根位置、病损边缘与特殊解剖标志的关系、根管数目、根截面根管孔距离骨壁的距离、截根后根管系统情况、根管侧穿、根管钙化、根管弯曲、器械分离及病损大小等。根据各因素对手术的影响程度不同,分别将其分为低、中、高三个等级。各系统性因素的等级划分主要依据国外、国际医学卫生标准,如 ASA(American Society of Anesthesiologists)、AAE(American Association of Endodontists)和 WHO(World Health Organization)等。局部因素各等级的划分主要是参考了国内外相关研究,同时进行了临床实操认证,并且通过了各级专家的研讨评定。具体的难度评估标准见表10-4。

表 10-4　根尖外科手术难度评估标准

分级 评估项目	低(1分)	中(2分)	高(3分)
全身性疾病	无任何全身系统性疾病（ASA Ⅰ级）	患者有全身系统性疾病,但病情稳定,可以耐受手术（ASA Ⅱ级）	患者有全身系统性疾病,需在专科医师陪同或相关设备监测下进行手术（ASA Ⅲ级）
过敏史	无任何过敏史（AAE）	对血管收缩剂、消毒药物不耐受（AAE）	难以获得麻醉或有超敏反应史（AAE）
年龄	19~50 岁（WHO）	15~18 岁 或 51~65 岁（WHO）	<15 岁或 >65 岁（WHO）
依从性	对医师极为信赖	焦虑,但尚能合作	不配合医师工作,对手术过度紧张、恐惧
受教育程度	高等教育（ISCED 6~8）	中等教育（ISCED 2~5）	低等教育（ISCED 0~1）
张口度	>35mm	25~35mm	20~25mm
牙位	上颌前牙	下颌前牙,前磨牙	磨牙
治疗牙根数目	1 个	2~3 个	>3 个
牙根位置	位于颊侧,颊侧根面距骨板小于 1.6mm	位于颊侧,距骨板 1.6~3mm	位于颊侧,距骨板大于 3mm 或者患根位于舌腭侧
病损边缘与特殊解剖标志的关系	病损距离鼻底、上颌窦底、下颌神经管或颏孔等大于 5mm	病损距离鼻底、上颌窦底、下颌神经管或颏孔等 2~5mm	病损距离鼻底、上颌窦底、下颌神经管或颏孔等小于 2mm
根管数目	单根管或 2 个独立根管	单根双管	>2 个根管
根截面根管孔距离骨壁的距离	<4mm	4~6mm	>6mm
截根后根管系统情况	正常根管结构	根管孔喇叭口状	存在侧支根管、根管峡部或遗漏根管
根管侧穿	无	位于颊、近、远中方向的穿孔	位于舌腭侧的穿孔
根管钙化	无	根管部分钙化影像,截根后可见未钙化部分根管孔	根管完全钙化,截根后不见根管孔
根管弯曲	<10°	10°~30°	>30°

续表

分级 评估项目	低(1分)	中(2分)	高(3分)
器械分离	无器械分离或者分离器械位于根尖3mm内	分离器械长度<3mm	器械分离>3mm,或分离器械造成根尖偏移或侧穿
病损大小	<5mm	5~10mm	>10mm

　　计算各评估项目得分总和:19~21分,难度等级为Ⅰ级;21~24分,难度等级为Ⅱ级;>24分,难度等级为Ⅲ级。

(彭　栗)

参考文献

1. 周学东,叶玲.实用牙体牙髓病治疗学.第 2 版.北京:人民卫生出版社,2013.

2. 樊明文.牙体牙髓病学.第 4 版.北京:人民卫生出版社,2015.

3. Mahmoud Torabinejad,Richard E.Walton,Ashraf F.Fouad.牙髓病诊疗:原理与实践.高原,薛晶主译.第 5 版.沈阳:辽宁科学技术出版社,2017.

4. 周学东,白玉兴.口腔医学 口腔全科分册.北京:人民卫生出版社,2016.

5. 周学东.实用龋病学.北京:人民卫生出版社,2008.

6. Ingle JI,Bakland LK,Baumgartner JC,et al.Ingle's Endodontics.6th edition.PMPH-USA,2008.

7. Ove A.Peters.The Guidebook to Molar Endodontics.Berlin Heidelberg:Springer-Verlag,2017.

8. 医师资格考试指导用书专家编写组.国家医师资格考试实践技能指导用书(口腔执业医师).北京:人民卫生出版社,2015.

9. 余擎.牙科临床规范化操作图谱.北京:人民卫生出版社,2009.

10. Edwina A.M.Kidd.Pickard's Manual of Operative Dentistry.8th ed.New York:Oxford University Press,2003,76-77.

11. Rick Schmidt,Martin Boudro.The Dental Microscope.Medford:S&B Publishing,2011,8-11.

12. 韩永战,任菊香,吴友农,等.上 - 下标牙位记录法在口腔临床电子病历中的应用.临床口腔医学杂志,2013,29(2):83-85.

13. 马绪臣.口腔颌面医学影像诊断学.第 6 版.北京:人民卫生出版社,2012.

14. Friedrich Pasler,Heiko Visser.Pocket Atlas of Dental Radiology.Thieme,2007.

15. 胡德渝.口腔预防医学.北京:人民卫生出版社,2012.

16. National Institutes of Health.Diagnosis and management of dental caries throughout life.NIH Consens Statement,2001,18(1):1-23.

17. American Academy of Pediatric Dentistry Coucil on Clinical Affairs.Policy on use of a caries-risk assessment tool(CAT)for infants,children and adolescents.Pediatr Dent,2008-2009,30(Suppl 7):29-33.

18. Doméjean S,White JM,Featherstone JD.Validation of the CDA CAMBRA caries risk assessment—a six-year retrospective study.J Calif Dent Assoc,2011,39(10):709-715.

19. 于世凤.口腔组织病理学.第 7 版.北京:人民卫生出版社,2012,120-154.

20. American Academy of Pediatric Dentistry.Guideline on dental management of heritable dental developmental anomalies.Pediatr Dent,2013,35(5):E179-84.

21. Simon Hillson,Caroline Grigson,Sandra Bond.Dental defects of congenital syphilis.Am J Phys Anthropol,1998,107(1):25-40.

22. Levitan ME,Himel VT.Dens evaginatus:literature review,pathophysiology,and comprehensive treatment regimen.J Endod,2006,32(1):1-9.

23. Dental trauma guidelines.International Association of Dental Traumatology,2011.

24. The treatment of traumatic dental injuries.American Association of Endodontists,2013.

25. Hargreaves KM,Cohen S,Berman LH.Cohen's pathways of the pulp.St.Louis:Elsevier,2016.

26. Krell KV,Rivera EM.A six year evaluation of cracked teeth diagnosed with reversible pulpitis: treatment and prognosis.Journal of endodontics,2007,33(12):1405-1407.

27. Ivancik J,Neerchal N K,Romberg E,et al.The reduction in fatigue crack growth resistance of dentin with depth.Journal of dental research,2011,90(8):1031-1036.

28. 孟焕新.牙周病学.第 4 版,北京:人民卫生出版社,2012.

29. 兴地 隆史.牙髓根尖周病病例分析与临床实战.侯本祥,主译.沈阳:辽宁科学技术出版社,2016.

30. 凌均棨.根尖周病治疗学.北京:人民卫生出版社,2005.

31. Bettina Basrani.牙体牙髓放射影像学.黄定明,主译.第 2 版.沈阳:辽宁科学技术出版社,2016.

32. 冯琳,岳林.橡皮障的临床应用(三)——作用和相关问题.中国口腔医学继续教育杂志,2008,4:45-46.

33. 张志愿.口腔颌面外科学.第 7 版.北京:人民卫生出版社,2013.

34. 高学军,岳林.牙体牙髓病学.北京:北京大学医学出版社,2013.

35. 中华口腔医学会.临床诊疗指南 口腔医学分册(2016 修订版).北京:人民卫生出版社,2016.

36. 史俊南.现代口腔内科学.北京:高等教育出版社,2004.

37. Murdochkinch CA,Mclean ME.Minimally invasive dentistry.J Am Dent Assoc,2003,134(1):87-95.

38. Tyas MJ,Anusavice KJ,Frencken JE,et al.Minimal intervention dentistry--a review.FDI Commission Project 1-97.Int DentJ,2000,50(1):1-12.

39. Summitt JB.Conservative cavity preparation.Dent Clin North Am,2002,46(2):171-184.

40. 安少锋,凌均棨.微创窝洞预备技术.临床口腔医学杂志,2013,29(2):83-85.

41. 张辉,张大华,朱伟.成人牙科恐惧症的临床调查.广东牙病防治,2002,10(4):280.

42. 孙琴洲,宋光保,李叶青,等.心理干预对儿童牙科恐惧症行为的影响.临床口腔医学杂志,2011,6:348-349.

43. 李俊山,韩培彦,张文奎.口腔焦虑症的临床分析与心理治疗.临床和实验医学杂志, 2004,3(3):21-23.

44. 周学东.口腔内科学.北京:科学技术文献出版社,2010.

45. 姬爱平.口腔急诊常见疾病诊疗手册.北京:北京大学医学出版社,2013.

46. Mahmoud Torabinejad,Ashraf Fouad,Richard E.Walton,Endodontics:Principles and Practice,5e,Saunders,2014.

47. 樊明文.牙体牙髓病学.第4版.北京:人民卫生出版社,2012.